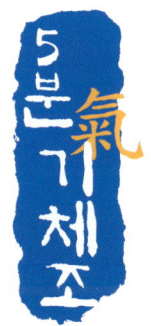

5분 氣 분기체조

잠깐 해도 기찬 운동

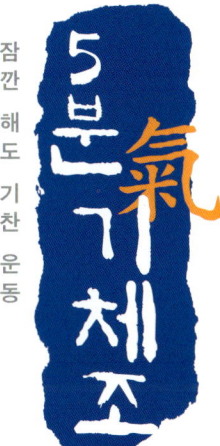

5분 氣 기체조

일지 이승헌 지음

한문화

저자 서문

기진맥진한 세상에 기를 불어넣자

최근 신문과 잡지, 광고에는 웰빙(Well-Being) 이라는 단어가 넘쳐 나고 있다. 새로운 문화트렌드냐 상술이냐 여러 가지 견해가 있지만 이제 우리도 먹고 사는 문제에서 벗어나 삶의 질을 추구하는 시대로 접어든 것만은 분명하다. 그 동안 별개로 인식됐던 몸과 마음에 대한 일반인들의 이해는 예전에 비해 상당히 높아졌다. 몸 따로 마음 따로가 아닌 몸과 마음을 유기적인 관계로 해석하고 심신의 조화를 통해 건강한 삶을 추구하는 이들이 늘고 있다는 것은 여간 반가운 일이 아니다. 진짜 웰빙은 단순히 잘 먹고 잘 사는 물질적 가치에 매달리지 않는다. 인생을 보다 풍요롭고 건강하고 행복하게 꾸려가기 위해서는 자신의 몸과 마음, 영혼에 대한 근본적인 자각이 있어야 한다. 근본적인 자각에 이르는 가장 체험적인 방법은 기를 느끼는 것이다.

나는 오랫동안 어떻게 하면 좀더 많은 사람들이 기를 체험하고, 그 체험을 자신의 삶 속에서 적용하며 살 수 있을까 하는 문제로 고민해왔다. 이 고민의 결과로 지난 20년간 단학의 이론과 수련 체계들은 많은 변화와 발전을 거듭했다. 그런데 요즘 나는 또 다른 아쉬움을 느낀다. 분석적이고 체계적인 교육에 익숙해져 있는 사람들에게 보이지 않는 기의 세계를 알려 주려다 보니 나눌 수 없는 것을 나누게 되고

단계들도 자꾸 많아져서 오히려 기의 실체에 접근하는 데는
장애가 될 때도 있다. 5분 기체조는 기를 느끼는 가장 간단한
방법들로 현대인들의 긴장과 스트레스, 운동부족을 한꺼번에
해소해줌으로써 자신의 삶을 새롭게 바라볼 수 있도록
해준다. 기는 지식도 아니고 배우는 것도 아니다. 기는 특별한
것이 아니고 그냥 느끼면 되는 것이다. 어느 한 곳에 의식을
모을 수 있을 정도의 집중력만 있으면 누구나 기를 느낄 수
있고, 모을 수 있고, 보낼 수 있다.

우리는 지금 복잡하고 다양한 시대를 살고 있다. 급속한
변화에 발 빠르게 대응하면서도 중심을 잃지 않는 창의적이고
열정적인 사람들이 필요하다. 몸과 마음과 영혼이 조화로운
사람, 늘 에너지가 충만하고 생기찬 사람들이 대한민국에
가득하다면 가정은 물론 사회가 밝아지고 국가도 살아날
것이다. 좁게는 가정이라는 울타리 안에서 넓게는 지구라는
울타리 안에서 우리가 원래 가지고 있는 건강한 생명의
감각을 하나씩 깨워나가자. 몸이 건강해지고 마음이
편안해지면 지금보다 훨씬 더 건강한 대한민국, 아름다운
지구촌을 만들 수 있다.

　　　　2004년 4월 13일 세도나 일지명상센터에서 일지 이승헌

차례

저자 서문 기진맥진한 세상에 기를 불어넣자

증상별 기체조 찾아보기

1부 | 체조가 아니고 왜 기氣체조인가?

몸 따로, 마음 따로?
몸 가는 데 마음 가는 운동이 있다 | 14

운동한 뒤에 갈증을 느끼는가?
침이 고이는 운동이 있다 | 16

운동한 뒤에 피로를 느끼는가?
기를 모으는 운동이 있다 | 18

체질에 맞는 운동을 찾는가?
기체조는 모든 체질에 맞다 | 22

격렬한 운동을 해야 시원한가?
살살 해도 오장육부가 좋아진다 | 26

특정 부위만 좋아지는 운동인가?
몸 전체를 조화롭게 하는 운동이 있다 | 30

기운 가지고 놀기 기를 느끼고 모으고 보내보자 | 32

기운 느끼기 | 36

기운 모으기 | 38

기운 보내기 | 40

건강습관 만들기1 활기찬 하루를 여는 기체조6 | 42
기지개켜기 · 손뼉치기 · 손비벼서 얼굴 쓸어주기 · 눈에 기운주기
치아 부딪치기 · 혀로 잇몸마사지

2부 | 사무실에서 쉽게 하는 상황별 기체조

유연성 체크 내 몸은 얼마나 유연한가? | 52
팔 비틀기 · 팔 뒤로 돌려잡기 · 상체 숙여 손짚기

오래 앉아있으면 기가 막힌다 | 60
긴장은 어깨에서 시작된다 | 66
고개를 떨군 채 오래 있지 마라 | 74
머리를 두드리면 잠든 뇌가 깨어난다 | 78
책이나 모니터를 가까이 한 뒤에는 눈동자를 돌리자 | 82
나른하고 정체된 기분이 들 때는 손을 들어올려라 | 86
키보드를 열심히 두드렸다면 손가락을 깍지껴라 | 92
등이 무겁고 소화가 안 될 때는
등 뒤로 깍지를 끼고 상체를 숙여라 | 98

건강습관 만들기 2 숙면을 위한 기체조 6 | 104
다리벌리고 옆구리 기울이기 · 다리뻗어 윗몸숙이기 · 다리벌리고
앞으로 숙이기 · 다리들어 넘기기 · 엎드려서 다리들어 넘기기 · 허공자세

3부 | 집안에서 자주 하면 좋은 증상별 기체조

근력 체크 내 몸은 얼마나 근력이 있는가? | 114
상체 들어올리기 · 나룻배 자세 · 앉았다 일어서기

아랫배를 두드리면 오장육부가 튼튼해진다 | 122
장운동으로 만병의 근원인 숙변을 없애자 | 126
피로가 몰려오면 탁한 기운을 털어내자 | 130
머리 아프고 잠 못 이루는 밤에 발끝을 부딪치자 | 134
등근육을 풀어주면 젊어진다 | 138
가슴이 시원해지는 활쏘기로 감기를 예방한다 | 142
천지 밀기로 담대한 마음을 기르자 | 146
허리에서 다리까지 통증이 사라진다 | 156

건강습관 만들기 3 누구나, 언제 어디서나 짬짬이! | 160
찜질방에서 허리를 비틀어라 | 162
머리 감으면서 톡톡톡~ | 163
텔레비전 앞에서 골반을 교정하라 | 164
지하철이나 버스 안에서 항문을 조여라 | 166
오래 서 있을 때는 무릎을 굽혀라 | 167
공원이나 산에서 막힌 가슴을 뚫어라 | 168

부록 본문 속의 주요 경락 | 172
기체조 수련장 안내 | 175

증상별 기체조 찾아보기

가슴이 두근거릴 때　　45, 46, 54, **111**, 168, 144

간이 안 좋을 때　　64, 88, **136**, 140

감기에 잘 걸릴 때　　58, 80, 88, 124, **128**, 144, 146, 150

건망증이 심해질 때　　**45**, 48, 49, 80

골반이 틀어졌을 때　　106, **109**, 110, 154, 162

관절염일 때　　54, 62, 64, 94, **132**

관절이 뻑뻑할 때　　54, 56, 62, 64, **68**, 94, 100, **132**, 158, 162

귀가 울릴 때　　80, 146

기분이 우울할 때　　44, **45**, 54, 111, 132, 170

눈의 흰자위가 맑지 못할 때　　47, 76, 84, 124, **128**

눈이 침침할 때　　**47**, 49, 76, 84,

눈이 아플 때　　47, 80, 84

눈이 충혈될 때　　46, 47, 84, 124, 146

다리 길이가 다를 때　　88, 90, **109**, 110, 154, 162

다리가 저릴 때　　58, 64, 136, **140**

다리에 힘이 없을 때　　90, 118, **124**, 152

뒷머리가 당길 때　　80, **100**, **111**, 124

등이 굽었을 때　　100, 109, 110, 118, 144, 150, **152**, 154, 169

등이 뻐근할 때　　**56**, 58, 110, 111, 152, 128, 169

마음이 안정되지 않을 때　　76, 80, 111, 107, 118, **136**, **150**, 168

마음이 약해질 때　　111, 124, 144, **150**

맥박이 빨리 뛸 때　　146, **168**

머리가 아플 때　　46, 76, **80**, 111, 124

목감기에　　45, **48**, 146

목이 뻐근할 때　　54, **76**

몸에 감각이 둔해질 때　　80, **111**, 146

몸이 붓고 뻑뻑할 때　　107, **140**, 152

무릎이 시큰거릴 때　　107, **140**, 171

발목을 잘 접지를 때　　**64**, 128

발음이 어눌해질 때　　168

발이 부었을 때　　**64**, 158

방광염일 때　　88, 106, 107, 128, **140**

배가 냉할 때	118, **124**, 128, 140	스트레스가 심할 때	45, 46, 54
변비일 때	**128**, 124, 170	식욕이 없을 때	58, 88, 124, 150, **170**
복부비만일 때	**124**, 128, 140, 154, 158	신경을 많이 썼을 때	**54**, 76, 80, **84**, 88, 111, 152
생리통이 심할 때	118, 124, **128**	신경이 예민해졌을 때	46, 47, 54, 76, 80, 94, 111, 136, 144, **150**, 168
소변이 시원하지 못할 때	58, 107, **140**, 166	심장이 두근거릴 때	45, 46, 47, 94, 100
소화불량, 변비, 설사	124, **128**, 152, 170	심장이 약할 때	45, 54, 111, 94, **100**, 144, 169
속이 매스꺼울 때	58, 100, 124, 128, 152, 158, **170**	안면근육이 떨릴 때	**46**, 48, 76, 80
속이 울렁거릴 때	80, 124, 128, **170**	어깨가 뻐근할 때	49, 54, 56, 68, **72**
손이 찰 때	45, 58, 62, 72, 94, **132**, 146	어지럽고 눈앞이 아찔해질 때	45, 46, 47, 54, 144, 152, **168**, 169
손마디가 뻑뻑할 때	45, 54, 56, 62, **94**	얼굴빛이 검을 때	47, 100, 111, 124, **128**, 132
손목 팔목이 아플 때	**54**, 62, 94	얼굴색이 좋지 않을 때	**41**, 124, 128, 140, 168
손발이 저릴 때	45, 46, 54, 58, 62, 94, 146	얼굴이 상기될 때	45, 46, 94, **111**, 128, 124, 136, **150**, 168, 169
손발이 찰 때	45, 58, **124**, 128, 132, 168, 169	얼굴이 화끈거릴 때	45, 46, 128, 136, 140, 146, **168**
손이 저릴 때	**45**, 46, 54, 58, **62**, 94, 144, 146		
쉽게 피로할 때	54, 94, 118, **140**		

옆구리가 결릴 때　**88**, 106, 150, 158	트림이 자주 날 때　100, 124, 152, **158**
온몸이 찌뿌둥할 때　**44**, 54, 56, 88 100, 106, **132**, 140, 146	편두통이 있을 때　**80**, 88, 106, 107
	폐가 약할 때　**45**, 94, **146**
요실금　124, 128, **166**	피로감이 심할 때　44, 58, 107, **140**
위가 무력할 때　128, **150**	피부가 거칠어 졌을 때　45, 46 124, 128, 132
위장이 안 좋을 때　88, 128, 150, 152 154, 162, **170**	
	허리, 옆구리 군살을 뺄 때　88, **106** 109, 110, 140, **154**, 158
입이 마를 때　48, 144, 150, 168, **169**	
잠이 깊이 안들 때　45, **136**, 150, 168	허리가 아플 때　88, **106**, 109
삼이 안 올 때　44, 111, **136**	현기증이 날 때　45, 47, 80, **111**
저혈압일 때　45, 46, 168, **169**	혈압이 높을 때　46, **111**, 136
정력이 떨어질 때　118, 124, 128 **152**, 166	혈액순환이 안 될 때　44, 45, 54, 111 124, 132, **146**
	호흡이 가빠질 때　62, **111**, 168, 169
졸음이 쏟아질 때　**12**, 44, 49	화가 날 때　47, 49, 54, 94, **111**, **124**, 136
좌골신경통　**107**, 109, 118, 154	
척추가 틀어졌을 때　88, 100, **109** 110, 116, 152	화병　111, 136, 144, 150, **168**, 169
	화장실에 자주 가고 싶을 때 107, 118, **140**, 154, 166
체했을 때　58, 88, 100, **128**, 168, 170	
치아가 약해졌을 때　**48**, 49	
치통　**48**, 49	
탈모가 될 때　**80**, 163	

1부

체조가 아니고 왜 기氣체조인가?

몸 따로, 마음 따로?
몸 가는 데 마음 가는 운동이 있다

기氣체조가 일반 체조와 가장 크게 다른 점은 호흡에 있다. 대부분의 체조는 호흡을 무시한 채 힘찬 구령소리나 음악에 맞춰 동작을 따라가기에 급급하다. 목과 허리를 좌우로 크게 흔들었다가 뒤로 꺾었다가 돌렸다가 일사불란하게 움직이는 몸짓은 역동적이고 박력 있어 보이긴 하지만 에너지의 흐름을 끊어놓고 심장에 부담을 줘서 관절이 상하거나 순환계 장애를 일으키기 쉽다. 반면에 기체조는 슬로 비디오처럼 천천히 숨을 들이마시고 내쉬면서 몸을 움직이기 때문에 운동효과를 의심하는 사람도 있지만 발끝부터 머리끝까지 근육과 관절을 하나하나 풀어줌으로써 실제 1백미터 달리기 못지않고, 체력이 강화된다. 일반 체조는 동작을 하는 중간에 끊임없이 잡념이 생기지만 기체조는 자신의 마음과 몸에 집중하기 때문에 명상 효과까지 얻을 수 있다.

온몸의 긴장이 풀리면서 이완이 되면 뇌파는 알파파로 떨어지고 개운한 기분이 든다. 이 상태에선 자율신경 중에서 부교감 신경이 활성화되어 심신이 평화로워지고 인체 면역력도 높아진다. 기체조를 오래 한 사람은 단순한 동작만으로도 몸의 미세한 근육이 풀리는 것을 경험할 수 있다. 자신의 몸에 온전히 집중하기 때문에 당기는 곳이 어디인지, 결리는 곳이 어디인지, 냉하고 따뜻한 곳이 어디인지 몸에서 일어나는 변화나 느낌을 쉽게 알아차릴 수 있어서 자신의 몸을 조절하는 감각이 생긴다. 기체조를 생활 속에서 습관처럼 해주다 보면 따로 떨어져 있던 몸과 마음이 하나로 이어져 정신 집중력이 강화되고 업무 능률이 향상된다.

운동한 뒤에 갈증을 느끼는가?
침이 고이는 운동이 있다

축구나 에어로빅을 열심히 하고 난 뒤 거울 앞에 서보라. 얼굴은
땀 범벅이 되고 숨은 거칠어지고 수분이 빠져나간 피부는
푸석푸석해져 건조한 느낌이 들 것이다. 심리적으로는 땀을 많이
흘리면 뭔가 제대로 한 것 같지만 땀에도 여러 종류가 있다.
사우나에서 빼는 땀도 있고 운동을 해서 흘리는 땀도 있는데 이런
땀은 강제로 모공을 열어 몸 안의 탁한 기운인 사기邪氣는 물론
진기眞氣까지 동시에 내보내는 단점이 있다. 운동이나 사우나를
하면 현기증이 나고 몸이 지치고 갈증이 나는 것도 이 때문이다.
특히 몸 속 깊은 곳에 있는 사기는 그대로 남아 있고, 주로
표피에서 노폐물이 빠져 나오기 때문에 하루가 지나지 않아서
다시 몸이 찌뿌드드해진다.

그러나 기체조를 하면서 흘리는 땀은 비오듯 흘려도 갈증이 나지 않는다. 현기증도 없고 몸이 날아갈 것처럼 가뿐해지며 입에서는 향기롭고 달콤한 침이 고인다. 몸에서 나쁜 성분만 빠져나가고 좋은 성분은 고스란히 남는 것이다. 기체조를 6개월 이상 해주면 아랫배 단전이 따뜻해지고 머리는 늘 시원한 상태가 된다. 단전에서 생긴 열기가 전신에 퍼져나가 사기와 노폐물을 몸 밖으로 밀어내기 때문에 몸 안에는 진기만 가득해지는 것이다. 이때 생기는 효능은 이루 말할 수 없다. 몸 속에 있는 열기와 입 안에 고이는 침이 질병에 대한 면역력을 높여주고 우리 몸에 늘 새로운 기운과 활력이 솟아나게 해준다.

운동한 뒤에 피로를 느끼는가?
기를 모으는 운동이 있다

일반 체조는 근육과 관절을 단련하는 쪽에 치중하는 반면 기체조는 전신의 기혈순환에 더 중점을 둔다. 몸과 마음이 경직된 현대인들이 근육의 긴장은 그대로 묻어둔 채 열심히 근육 단련만을 한다면 얼마나 많은 힘이 쓰이겠는가? 특히 기의 통로와 정거장이라 할 수 있는 경락과 경혈이 막힌 상태에서 자신의 몸에 맞지 않는 동작을 반복해서 강화할 때 우리 몸은 에너지 소모가 많아져 근육 속에 젖산이 분비되고 그것이 완전하게 회복될 때까지 피로를 느끼게 된다. 반면에 기체조는 몸의 막힌 부분에 의식을 두고 호흡을 하므로 운동을 하고 난 후에 오히려 기운이 충만해지고 몸이 가뿐해진다.

평소 뭉쳐있던 근육에까지 기를 보냄으로써 혈액이나 림프선액
등 몸 속 구석구석 산소를 공급하고 생명활동이 활발해진다.
느리고 느긋한 동작이라 심장에 부담을 주지 않고 근육의
불필요한 피로와 긴장도 없애준다. 기체조를 천천히 해주다 보면
움직이는 가운데 움직이지 않는 고요함을 맛볼 수 있다. 몸 안의
리듬이 깊어지면서 호흡도 자연스럽게 길어져 웬만한 일에는
지치지도 않는다. 기 에너지는 움직일 수 있는 조건만 만들어주면
일정한 리듬과 속도를 타고 인체의 12경락을 두루두루
돌아다닌다. 마치 춤추는 것 같은 부드러운 움직임 속에서
배터리가 충전되듯 온몸에 기운이 꽉 차는 것을 느낄 수 있다.

축구나 야구, 골프나 테니스 등 스포츠를 즐기는 사람들도 준비체조와 마무리체조만큼은 기체조를 할 것을 권한다. 그리고 어떤 운동을 하든 승부에 집착해 경쟁적으로 하기보다 즐기며 한다는 마음가짐이 중요하다. 남과 경쟁하는 운동은 에너지가 배로 소모돼 몸을 이중으로 피곤하게 만들기 때문이다. 운동은 삶에서 새로운 활력을 얻기 위해 하는 것이다. 기분이 좋은 상태에서 스스로 충분히 즐길 수 있으면 그것이 최고로 좋은 운동이다. 성격상 경쟁적이고 적극적인 운동을 좋아한다면 좋아하는 운동을 병행해준다.

기체조가 보약보다 좋은 15가지 이유

1. 몸이 유연해지고 마음이 편안해진다.
2. 몸의 좌우균형이 맞춰져 키가 2~3cm 정도 커진다.
3. 자기 몸을 조절하고 진단하는 능력이 생긴다.
4. 자연치유력이 극대화되어 질병 치유 효과가 있다.
5. 신경계, 순환계가 원활해져 각종 통증해소 효과가 있다.
6. 장기기능이 활성화되어 누적된 피로가 빨리 가신다.
7. 면역체계가 강화되어 각종 성인병, 만성질환에 걸리지 않는다.
8. 기혈순환이 원활해져 피부가 깨끗해지고 윤택해진다.
9. 근심, 걱정, 스트레스가 사라지고 자신감과 희망이 샘솟는다.
10. 동작, 호흡, 의식에 집중하면서 집중력이 향상된다.
11. 지방질을 분해해 비만을 해소한다.
12. 근육은 탱탱! 관절은 튼튼! 젊어지고 건강해진다.
13. 머리가 맑아져 사고와 판단이 신속, 명료해진다.
14. 검버섯이 없어지고 노인 냄새, 몸 냄새가 사라진다.
15. 기운이 모아져 뱃심, 뒷심, 허릿심이 생기고 일상생활에도 활력이 생긴다.

체질에 맞는 운동을 찾는가?
기체조는 모든 체질에 맞다

운동이 몸에 좋다지만 모든 운동이 모든 사람에게 다 좋은 것은 아니다. 체질에 따라 해야 할 운동이 있고 하지 말아야 할 운동이 있다. 실한 사람은 빼주는 운동, 마른 사람은 보충해주는 운동을 하는 것이 좋다. 그러나 기체조는 동시에 빼주기도 하고 보충해주기도 하는 것이어서 어떤 체질에게나 잘 맞다고 할 수 있다. 똑같은 동작이라도 사람의 체질이나 운동목적에 따라 다양한 변화가 가능하다. 건강한 사람은 호흡과 동작을 강하게 해주고, 질병이 있거나 허약한 사람은 호흡과 함께 의식을 집중하여 가볍게 온몸을 쓸어주거나 문질러 주는 것만으로도 효과를 볼 수 있다. 가볍게 할 경우엔 가벼운 대로 막힌 곳을 풀어주고, 경락을 강화시켜준다. 또 강하게 할 경우에는 웬만한 유산소 운동에 못지않은 효과를 볼 수 있다.

똑같은 동작을 해도 실하고 비만인 사람은 내쉬는 숨을 길게 하고, 허하고 마른 사람은 들이마시는 호흡을 길게 해준다. 혈압이 높은 사람은 내쉬는 숨을, 혈압이 낮은 사람은 들이마시는 숨을 길게 해준다. 기가 실한 상태이든 기가 허한 상태이든 모두 불쾌감을 동반하므로 사기는 빼주고 허기는 보충해주어야 한다. 가령 어깨에 사기가 발생하면 그 자리의 기능은 떨어지고 혈행은 나빠져서 기혈순환이 제대로 안 된다. 고여 있던 혈액은 점점 탁해져서 어혈이 되고 결국에는 어깨가 돌처럼 굳어버리는 어깨 결림이 생긴다. 이때는 어깨의 사기를 빼줌으로써 기혈순환을 돕는다.

호흡에서 중요한 것은 산소를 들이마시고 이산화탄소를 내뱉는 가스 교환으로서의 호흡이 아니다. 숨을 들이마시는 순간마다 우리는 공간 속에서 끝없이 진동하고 파동치는 우주의 생명 에너지를 몸 속으로 받아들인다. 숨을 내쉬면서 몸 속에 고여있는 낡은 에너지를 배출하여 몸 안의 에너지를 항상 신선한 상태로 유지시켜 주는 것, 그리하여 허파 속으로 들어간 산소를 몸 구석구석에까지 흐르게 해주는 것이 중요하다. 세포에 산소도 영양도 없는 상태에서 건강해지거나 기력이 생기거나 하는 일은 절대로 없다. 호흡법도 단지 들이쉬거나 내쉬거나 하는 것이 아니라 온몸 구석구석 생명력을 왕성하게 하는 것이어야 한다.

기체조를 잘하기 위한 기본수칙

1. 몸을 움직이는 부분에 정신을 집중한다
운동을 할 때는 될수록 주위에 의식을 빼앗기지 말고, 자신의 몸에
의식을 집중한다. 정신을 집중하면 에너지가 집중되고 운동의 효과가
높아진다.

2. 몸과 마음의 긴장을 푼다
긴장되면 몸에 헛심이 들어가고 근육이 이완되지 않는다.
이 상태에서는 운동을 해도 기운이 통하지 않아 힘만 들고 지치기 쉽다.

3. 동작을 천천히 한다
기체조는 기를 느끼면서 천천히 해줄수록 효과적이다. 동작을 천천히
할수록 의식이 집중되고 기운이 모이기 때문이다.

4. 호흡에 맞추어서 한다
대개의 경우 숨을 들이마실 때는 힘을 지그시 주거나 몸을 크게
움직이는 동작을, 숨을 내쉴 때는 동작을 풀면서 원래의 상태로
돌아온다. 동작과 호흡을 일치시키면 운동효과가 증폭된다.

5. 자기 몸에 맞는 동작을 취한다
초보자라면 가볍게 시작해서 서서히 강도와 횟수를 늘려간다.

6. 동작을 하면서 자기 몸을 점검한다
몸을 움직여보면 어디가 당기고 결리는지 몸의 상태를 느낄 수 있다.
안 좋은 부분은 더 자주 더 많이 움직여주도록 한다.

격렬한 운동을 해야 시원한가?
살살 해도 오장육부가 좋아진다

일반적으로 격렬한 운동을 하고 나면 전신에 열이 나고 땀이 흐르면서 땀구멍을 통해 몸의 노폐물이 빠져나간다. 땀과 함께 몸 속의 탁한 에너지가 배출되면 순간적으로 기분이 날아갈 듯 산뜻해지고 몸이 시원해지는 것을 느낄 수 있다. 하지만 이 느낌은 아주 잠깐이다. 기체조처럼 내근과 경락을 풀어주는 데는 미흡해서 얼마 지나지 않아 근육이 붓고 관절에 통증이 오는 것을 감수해야 한다. 몸에 있는 에너지가 소진되면서 입맛도 없어지고 근육이 산화되어 몸의 체질도 산성화된다.

반면에 기체조는 몸을 아무리 써도 기가 소진되지 않는다. 오히려 몸의 기혈순환을 원활하게 해서 잠재적인 힘을 길러주기도 한다. 몸이 좋아하는 운동은 누가 해도 무리가 없고, 하면 할수록 기분이 좋아지고, 건강해지는 운동이다. 기체조는 처음부터 몸이 요구하는 대로 만들어진 운동이다. 가슴이 답답하면 가슴을 치고, 손이 시리면 누가 시키지 않아도 양손을 비비듯이 가장 자연스러운 동작으로 구성된 것이 기체조다.

일반 체조에 비해 느긋하고 동작도 단순하지만 직접 해보면
이것만큼 땀나는 운동도 없다. 가만히 앉아서 팔다리를 호흡과
함께 당겨주고 밀어주고 틀어주고 흔들기만 해도 장기와 연결된
경락들이 자극되어 오장육부가 편안해진다. 아무리 사소한
동작이라도 효과와 원리를 알고, 귀하게 여기며, 습관이 되도록
자주 해주면 강인한 생명력을 가진 우리 몸은 원기를 회복하고
면역력을 강화한다.

감정이 장기에 미치는 영향

감정은 오장에 영향을 미친다. 분노가 지나치면 간을, 기쁨이 지나치면 심장을 상하게 한다. 평소 우리가 어떤 감정을 선택하느냐에 따라 관련 장기를 튼튼하게 만들 수도 있고 약하게 만들 수도 있다. 반대로 특정 부위의 장기가 튼튼하다면 긍정적인 감정이, 약하다면 부정적인 감정이 쌓여 있다고 볼 수도 있다. 한의학에서는 다섯 개의 장부와 다섯 손가락을 상응기관으로 보고 간이 좋지 않을 때는 엄지 손가락을, 심장이 좋지 않을 때는 집게손가락을 다스렸다.

오장	오지	감정
간(담)	엄지손가락	분노
심장(소장)	집게손가락	기쁨
비장(위장)	가운뎃손가락	근심, 걱정
폐(대장)	약손가락	슬픔
신장(방광)	새끼손가락	공포

특정 부위만 좋아지는 운동인가?
몸 전체를 조화롭게 하는 운동이 있다

축구, 야구, 골프, 테니스 등등 대부분의 운동이 한쪽 방향으로만 근육을 쓰게 되어 있다. 아직 젊고 건장한 30대 운동선수들이 신경통 등으로 일선에서 물러나는 것도 몸을 한쪽으로 혹사해 몸 전체의 기능이 저하된 탓이다. 우리 몸은 전신을 균형 있게 발달시키지 않으면 질병의 원인이 된다. 자세가 비틀어지니 오장육부의 기능도 떨어지고 각종 통증이 유발되기도 한다. 팔 근육을 키우고 싶어서 필요 이상으로 두꺼운 근육을 만들었다고 치자. 부담스럽게 커진 근육은 딱딱해서 유연성이 떨어질 뿐만 아니라 늘어난 근육은 그 부피만큼 많은 산소를 필요로 하기 때문에 쉬 피로해진다. 운동을 하든 사업을 하든 전체를 고려하지 않은 채 한 부분에만 집착했을 때는 좋은 결과를 기대하기 어렵다. 특히 우리 몸은 부분에 얽매여서는 안 된다.

증상을 놓고 접근하더라도 전체적인 에너지 순환을 좋게 하는
처방이 아니라면 위기 상황만 모면하는 땜질 처방에 그치고 만다.
기체조는 몸 안의 기를 다스리는 운동이다. 전체적인 기운의
균형을 잡아주고 몸을 조화롭게 하는 운동이다. 호흡에 맞춰
천천히 기를 느끼며 동작을 취해주면 저절로 알아서 부족한
곳에는 기를 보내주고 불필요하게 남는 곳은 빼준다. 느리기
때문에 누구나 따라할 수 있고 기운이 연결된 상태에서 하므로
몸에 무리가 없다. 또 기를 느끼면서 할 수 있으므로 지루하지
않다. 자세를 바로 잡고 몸을 바르게 움직이며 호흡에 집중하다
보면 몸 안의 기가 구석구석까지 고르게 흐르면서 몸이
가벼워지고 몸의 움직임도 경쾌하고 자연스러워진다.

기운 가지고 놀기
기를 느끼고 모으고 보내보자

사람에게는 저마다 몸에서 풍기는 기운이 있다. 흔히 복이 있다거나 운이 좋다고 할 때는 온몸에 생기가 돌아 기의 흐름이 원활할 때이다. 얼굴빛이 환하고 생기가 발랄할 때는 어떤 일을 해도 순조롭게 풀리고 성과가 좋다. 얼굴에는 항상 미소와 웃음을 머금고, 발걸음은 언제나 가볍고 경쾌하게, 말은 늘 아름답고 긍정적으로 하는 것이 좋다. 그것이 생활습관이 된 사람의 몸에는 맑고 밝고 강한 자장이 형성되어 주변 분위기까지 건강하게 바꿔놓는 힘이 생긴다. 그 사람 주변에는 끊임없이 사람이 모이고 돈이 모이고 즐거움이 모이고 행복이 모이는 것이다. 파장이 비슷한 것끼리 끌어당기는 유유상종은 에너지의 기본 법칙이기도 하다.

기는 청탁과 강약, 밸런스에 따라 몸과 마음에 항상 영향을
미친다. 맑고 강하고 조화로운 기 에너지를 창조하려면 긍정적인
생각과 감정을 가지면 된다. 하지만 생각이나 감정은 수시로
변해서 뜻대로 움직이기가 쉽지 않다. 일상생활 속에서 마음의
평화가 필요할 때는 기체조로 몸을 움직이면서 감정을
정화해주는 것이 좋다. 기를 느끼게 되면 마음이 편안해지고
뇌파가 잔잔해져서 내면에 몰두하기 쉬운 상태가 된다.

기운은 누구나 느낄 수 있다. 특별한 기술이 필요한 것도 아니며 어느 한 곳에 의식을 모을 수 있을 정도의 집중력만 있으면 된다. 우리 몸에 의식을 집중하면 의식에 의한 심파心波와 몸에 있는 정기精氣가 만나 새로운 차원의 기운인 진기眞氣가 발생한다. 이렇게 의식의 집중을 통한 심파의 작용으로 자신의 신체 어느 부위에서라도 기운을 발생시킬 수 있고, 나아가서는 외부의 대상으로부터 기운을 느끼고 교류할 수 있게 된다. 그러나 초보자의 경우 그 정도의 고도화된 집중은 불가능하므로 처음에는 가장 감각이 예민한 손에서부터 기운을 느끼는 연습을 한다.

먼저 손에서 기운을 느끼고 그 느낌을 아랫배 단전에서 키운 뒤
단전의 기운을 몸 전체로 돌리면서 전신의 감각을 회복시켜
나가는 것이 일반적으로 기운을 터득하는 방법이다. 손은 발가락
끝과 함께 우리 몸에서 가장 예민한 부분의 하나이며 기의 통로인
경락들의 시발점과 종점이 손끝에 위치해 있기 때문에 기를
느끼기가 수월하다. 기체조도 처음에는 완전한 몰입보다 외부의
기운이 자신의 몸으로 들어오고 나가는 것을 살피는
단계에서부터 시작한다. 그 과정이 숙달되면 내부의 기운이
모이고 흩어지고 움직이는 것을 느낄 수 있다. 이것을 느낄 수
있으면 기운을 모으고 보내는 일도 가능하게 된다.

1 기운 느끼기

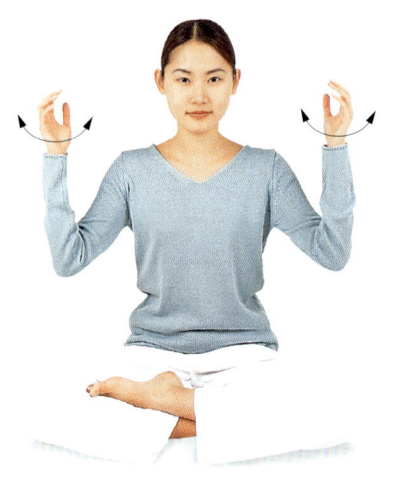

동작
1. 가볍게 양손을 살랑살랑 흔들어본다.
2. 1분 정도 흔든 다음 손바닥을 얼굴로 가져간다.
3. 손바닥을 얼굴에서 5~10cm쯤 띄운 채 가만히 집중한다.
4. 손바닥으로 얼굴을, 얼굴로 손바닥을 느끼면서 이마에서 턱으로 천천히 쓸어 내린다.

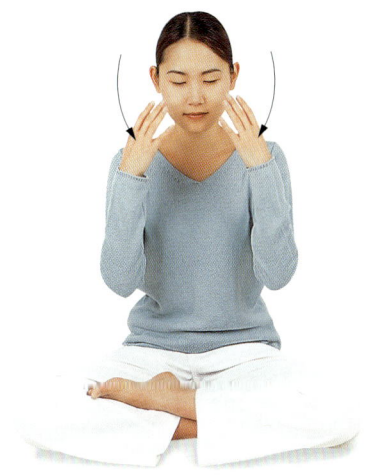

Tip
손이 따뜻해지는 느낌, 쩌릿쩌릿한 느낌, 뭉클뭉클한 느낌, 전류가 흐르는 느낌, 간질간질 가려운 느낌 등 여러 가지 느낌이 있을 것이다. 손바닥에서 느낀 것이 있었다면 기를 느낀 것이다.

기운이 잘 느껴지지 않을 때
숨을 잠깐 멈춘 상태에서 손바닥을 빠르게 비비거나 혹은 박수를 30회 정도 친 다음 손을 얼굴로 가져간다. 손바닥 마찰은 손의 모세혈관을 확장해 줌으로써 몸 안에 돌고 있는 기를 잘 느낄 수 있는 상태로 만들어 준다. 긴장하고 있거나 다른 생각에 빠져 있거나 몸에 병이 있거나 허약한 사람들은 기운이 잘 느껴지지 않는다.
하지만 느낌이 미세하더라도 계속 집중하고 반복하면 그 느낌이 점점 더 분명해질 것이다.

체조가 아니고 왜 기(氣)체조인가?

2 기운 모으기

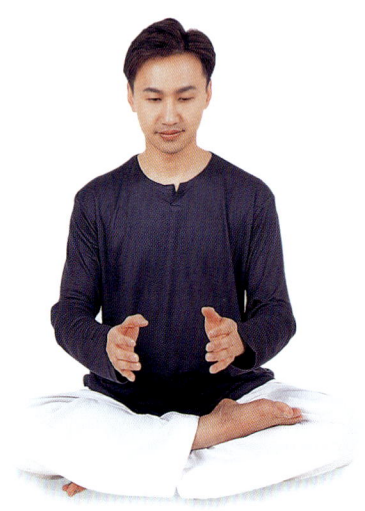

동작
1. 편안한 자세로 앉는다. 어깨에 긴장을 풀고 허리는 펴고 척추를 세워 몸의 중심을 잡는다.
2. 손가락에 힘을 뺀 채 자연스럽게 양 손바닥이 닿을 듯 말 듯한 합장 자세를 유지한다.
3. 2~3분 가량 조용히 숨을 고른 뒤 양손의 간격을 5~10cm 정도 벌린다.

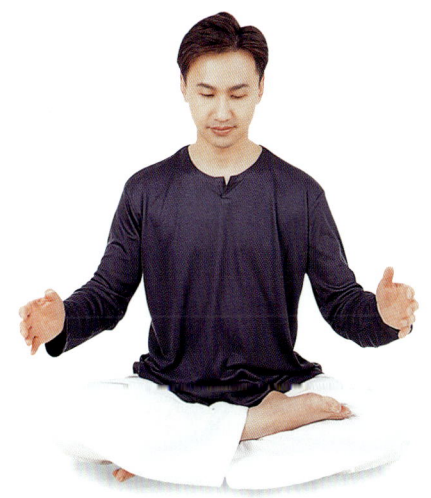

4 손에 집중한 뒤 양손 사이를 조금씩 벌렸다 좁혔다 하면서 기의 밀도를 높인다.
5 양손 사이에 기가 잘 느껴지면 손을 더 넓게 벌렸다 좁혔다 해본다.
6 집중력이 향상되고 마음이 편안해지며 기를 느끼는 감각이 커진다.

기감을 키우고 싶을 때
날마다 일정한 시간을 정해두고 양손을 벌렸다 좁혔다 하는 연습을 해준다. 집중이 잘 될수록 손바닥의 기감이 잘 느껴진다. 양손은 자석처럼 서로 당기기도 하고 밀어내기도 한다. 처음에는 자력이나 열감이 느껴지다가 나중에는 혈관에서 피가 흐르는 것이 느껴지고, 더 나아가 완전히 집중하게 되면 모든 에너지의 정수인 진기가 모이는 것을 체험할 수 있다. 손에서 나오는 진기는 아픈 부위에 쬐어줄 수도 있고 사랑하는 사람에게 보내줄 수도 있다.

3 기운 보내기

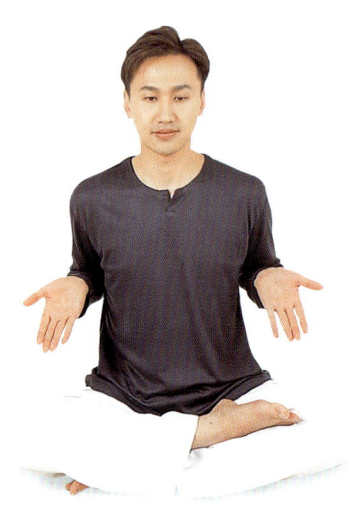

동작
1. 양 손목을 겨드랑이에서 180도 회전시켜 천천히 바위를 밀어내듯이 앞으로 쭉 내민다.
2. 단전에서 기운을 끌어 모아 양 손바닥으로 내보낸다고 생각한다.

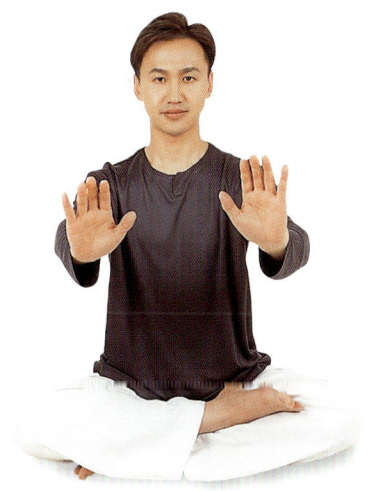

멀리 있는 사람에게 기를 보낼 때
기는 시간과 공간을 초월해서 존재한다. 기는 순수한 사랑의 에너지다. 사랑하는 사람에게, 멀리 있는 가족에게, 아픈 친구에게 기를 보내고 싶을 때는 조용히 마음을 가라앉히고 순수하고 진실한 마음으로 상대방을 떠올려본다.
마음을 모아 상대방에게 집중하는 순간 기는 전달된다. 기를 보내는 방법은 여러 가지가 있다. 평온한 마음으로 앉아서 할 수도 있고 서서 할 수도 있다. 미리 전화를 걸어서 양 손바닥에 집중하라고 할 수도 있고, 몸이 좋지 않은 특정 부위를 물어서 그곳에 기를 보내줄 수도 있다.
외국에 나가 있는 딸에게 특정한 시간을 정해두고 그 시간에 정기적으로 기를 보내줄 수도 있고 혼자 조용히 명상을 하면서 눈치채지 못하게 기를 보내줄 수도 있다. 이때 집중을 돕기 위해 하얀 종이 위에 이름 석 자를 써두고 그 종이에 마음을 모으는 방법도 있다.

건강습관 만들기 1
활기찬 하루를 여는 기체조 6

잠에서 깨어나 바로 하는 운동은 동작이 작은 것이 좋다. 밤새 고요해진 몸의 파동을 고려하여 갑작스레 일어나 움직이거나 큰 소리로 강한 자극을 주는 것은 삼간다. 밤새 숙면을 취했다고 하더라도 근육은 여전히 뻑뻑하고 굳은 상태이므로 가볍게 살살 쓸어주고 문지르고 두드려주는 것이 좋다. 또 잠자리에서 일어날 때는 기분 좋은 생각과 느낌을 갖도록 하는 것이 중요하며 일어나자 마자 성내는 일은 절대로 삼가야 한다. 하루와 일생은 서로 다르지 않다. 두뇌생리학자와 심리학자들은 유아기에 받아들이는 정보는 거의 절대적 진리로 받아들여져 일생에 영향을 미친다고 밝혔다.

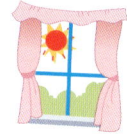

그와 마찬가지로 이른 아침에 받아들여지는 정보는 그날 하루의
의식과 에너지 상태를 좌우하므로 화를 내거나 심한 말을 한다면,
그것은 아직 펼쳐지지도 않은 하루라는 일생에 돌을 던지는 것과
다름없다. 새벽이나 아침에는 조용히 눈을 감고 명상을 하거나
좋은 경구를 외는 것으로 자신만의 의식을 치르는 것도 좋다.
그리고 나서 다음에 소개하는 손비비기와 위아래 치아 부딪치기,
혀로 잇몸 마사지하기 등 옛 선조들의 양생법으로 건강한
생활습관을 기르도록 한다.

4 기지개켜기

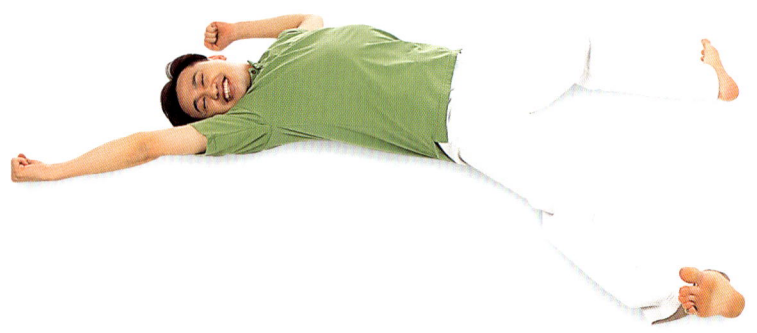

동작
1 숨을 들이마시고 아랫배에 숨을 멈춘 채 단전에 힘을 꽉 주면서 몸을 이리저리 비틀면, 단전에서 기운이 사지로 뻗어나간다.
2 시원하다고 느껴지면 동작을 멈춘다.
3 기지개를 켤 때는 "아, 시원하다"라고 소리 내면서 해주면 더 시원해진다.

효과
정체되고 굳어있던 몸이 깨어나고 기 에너지가 활성화된다.

5 손뼉치기

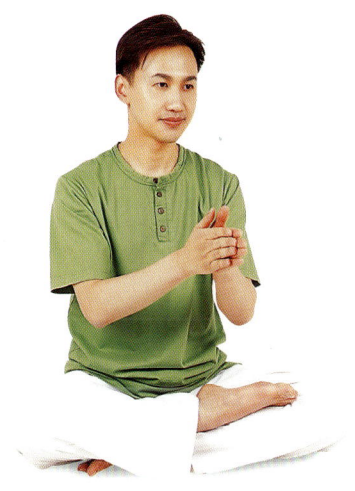

동작
1 겨드랑이를 살짝 떼고 양손을 마주 댄다.
2 손바닥 전체가 맞닿게 탁탁 쳐준다.
3 손뼉을 치다 보면 저절로 기분이 좋아진다.

효과
손에는 340가지 경혈이 모여 있다. 손뼉을 치면 심장과 폐 등 장기와 연결된 경락들이 자극되어 기혈순환이 원활해진다.

6 손비벼서 얼굴 쓸어주기

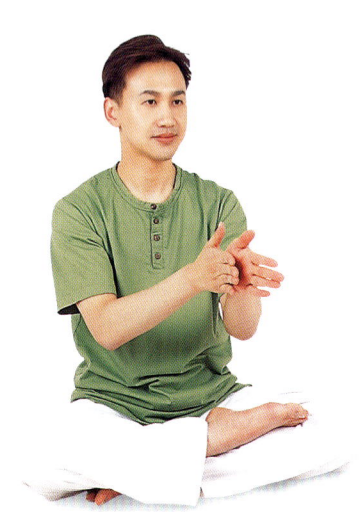

동작
1 숨을 들이마시고 잠시 멈추면서 양손을 빠르게 비벼준다.
2 숨을 내쉬면서 뜨거워진 손을 가만히 얼굴로 가져간다.
3 얼굴 마사지를 하듯 이마, 볼, 턱을 쓸어준다.

Tip
숨을 너무 오래 참지 않는다. 손이 차서 잘 뜨거워지지 않으면 박수를 50회 친 다음 비벼주기를 반복한다.

효과
피부가 고와지고 혈액순환이 잘된다.

7 눈에 기운주기

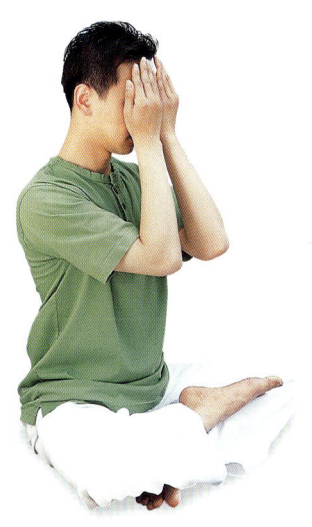

동작
1. 손바닥을 비벼서 손을 뜨겁게 한다.
2. 손을 오목하게 해서 눈 위에 살포시 덮어준다. 손바닥은 눈에서 3cm 정도 뗀다.
3. 두 눈을 크게 뜨고 상하좌우로 쳐다본다.
4. 눈동자를 왼쪽으로 한 바퀴 돌린 후 오른쪽으로 다시 한 바퀴 돌린다.
5. 앞의 동작을 3회 반복한다.

Tip
눈을 뜬 상태로 하면 손의 따뜻한 기운을 잘 느낄 수가 있다.

효과
눈이 밝아지고 신장의 기운도 북돋아준다.

8 치아 부딪치기

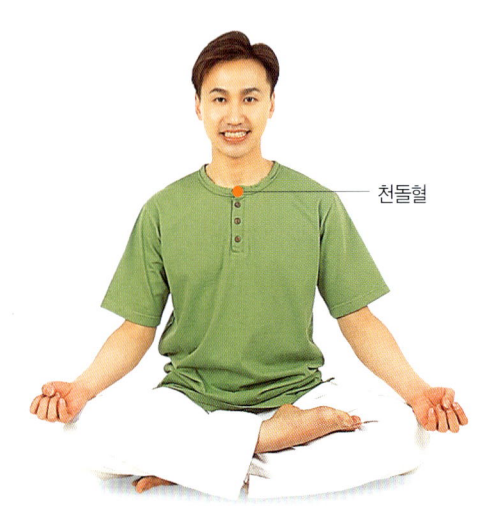

천돌혈

동작
1. 반가부좌를 하고 손은 살짝 오므린 채 무릎 위에 올려놓는다.
2. 얼굴을 편안하게 하고 치아를 14번 딱딱 부딪쳐준다.

효과
치아가 튼튼해진다.
천돌혈天突穴을 자극시켜 목감기를 예방할 수 있다.

9 혀로 잇몸마사지

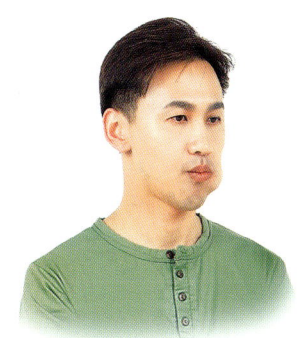

동작
1 입을 살짝 다문 채 혀를 말아 올려서 위 잇몸을 마사지한다.
2 똑 같은 방식으로 아래 잇몸을 마사지해준다.
3 각각 10회 반복한다.
4 마사지 뒤에 고인 침은 천천히 삼켜준다.

효과
잇몸의 혈액순환이 좋아져서 잇몸이 튼튼해진다.
단침이 많이 고이고 혀 근육이 강화되어 뇌 기능이 활성화된다. 노인들에게 특히 좋은 수련법이다.

2부

사무실에서 쉽게 하는 상황별 기체조

유연성 체크
내 몸은 얼마나 유연한가?

우리 몸을 오른쪽과 왼쪽으로 이등분해서 반으로 딱 접으면 어떻게 되겠는가? 반쪽인 몸이 서로 착 달라붙으면 좋겠지만 십중팔구 아래, 위, 옆으로 선이 비죽비죽 튀어나올 것이다. 내 몸이 얼마나 반듯한지, 혹은 얼마나 틀어졌는지 목욕하고 난 뒤 거울 앞에 서보자. 그리고 한쪽 어깨가 올라가거나 내려가지는 않았는지, 몸에 힘이 들어간 곳은 없는지, 몸이 구부정하지는 않은지, 목과 어깨선이 정십자(+)자를 이루는지 한 번 찬찬히 살펴보자.

모든 질병의 90%는 좌우가 틀어진 데서 온다. 극도로 틀어지면 경추측만, 척추측만이 되며 한쪽 다리가 짧아지기도 한다. 특히 척추가 한쪽으로 치우치면 전신의 혈관이나 신경을 압박해서 오장육부에 부담을 주고 어깨 결림이나 요통, 두통 등의 통증을 유발하기도 한다. 지금부터 다음 세 가지 동작을 따라 해보자. 제대로 동작이 나오지 않는 쪽이 어디인지 살펴보고 어디가 굳었는지 체크한 다음 평소에 그 쪽을 더 많이, 자주 풀어주도록 하자.

10 팔 비틀기

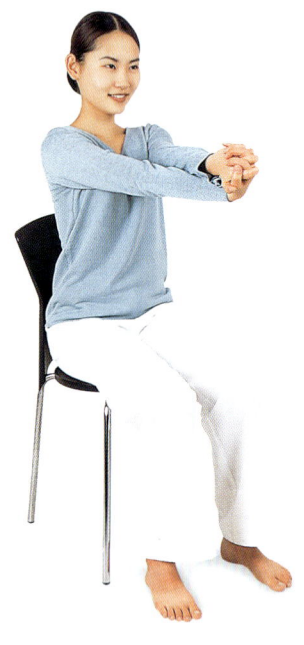

동작

1 다리는 어깨너비로 벌리고 양손 엇갈려 깍지 낀다.
2 숨을 들이마시고 밑으로 감아돌려서 곧게 뻗어준다.
3 숨을 내쉬면서 원위치한다.
4 다시 팔을 바꿔서 반대로도 해준다.

Tip

팔이 펴지지 않는데 무리하면 인대가 상할 수 있다. 몸에 맞게 동작을 취한 뒤 팔이 펴지는 각도를 측정한다.

효과

손목, 팔목, 어깨 관절이 이완된다.
손에 연결된 경락이 자극되어 상체 기혈순환이 원활해지고, 마음이 편안해진다.

11 팔 뒤로 돌려잡기

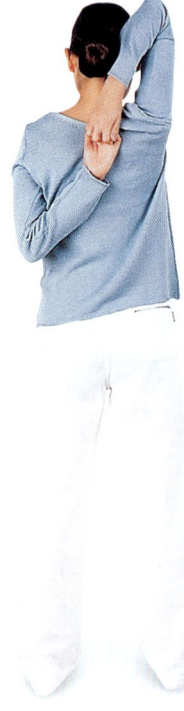

동작
1 오른손은 어깨 위로 돌리고, 왼손은 등 뒤로 해서 양손을 맞잡는다.
2 손 위치를 바꾸어서 반복해준다.

Tip
양손 사이의 간격을 체크한다. 손이 닿지 않는다면 어깨 관절과 상박근이 굳어 있고 인대도 경직되어 있는 상태다. 평소 견비통이나 목에 뻐근한 통증을 느끼기 쉽다.

효과
어깨 근육과 견갑골 근육이 풀어진다.

12 상체 숙여 손짚기

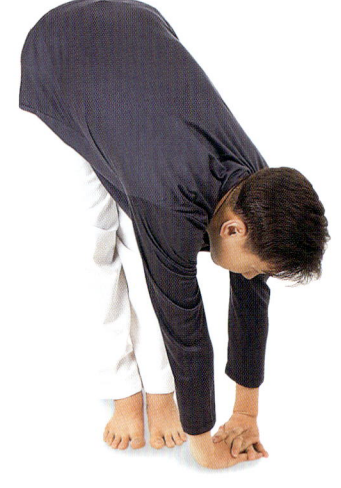

동작

1 다리를 모으고 손을 깍지 껴 아랫배에 힘을 준다.
2 손바닥이 바닥에 닿도록 깊게 숙여준다.

Tip

손이 바닥에서 많이 떨어질수록 손발이 차고 아랫배가 냉한 사람이 많다.
동작이 안 되더라도 자주 연습해주면 좋아진다.

효과

내장기관이 좋아지고 방광경을 자극해서 하체 기혈순환이 잘 된다. 피로회복에 탁월하다.

오래 앉아있으면 기가 막힌다

옛 선비들의 심신수련법을 소개한 활인심방에는
이런 구절이 있다.

"한 가지 자세를 오래 취하면 건강에 나쁘다. 오래 쳐다보고만
있으면 심장이 상하고 피가 나빠진다. 오래 앉아만 있으면 비장이
상하고 살이 빠진다. 오래 누워 있기만 하면 허파가 상하고 기가
손상된다. 오래 걸어 다니기만 하면 간이 상하고 힘줄이
뻣뻣해진다. 오래 서 있기만 하면 콩팥이 상하고 뼈가 손상된다."

구시상심손혈 久視傷心損血
구좌상비손육 久坐傷脾損肉
구와상폐손기 久臥傷肺損氣
구행상간손근 久行傷肝損筋
구립상신손골 久立傷腎損骨

사무실이나 학교에서 오랫동안 앉아 있는 사람들은 기운이 잘 돌도록 수시로 자세를 바로잡고 몸을 풀어주어야 한다. 뇌는 30분이 지나면 활동이 느려지고 1시간 정도 되면 신경세포의 각종 기능이 떨어지므로 틈틈이 쉬는 것이 오히려 집중력을 높여준다. 아무리 마음이 급해도 일을 시작하기 전에 5분씩 짬을 내보자. 5분간 몸에 집중하고 호흡에 집중해서 기체조를 해주면 체내 산소량이 증가해 기억력 증진에도 도움이 될 것이다.

13 손목 털기

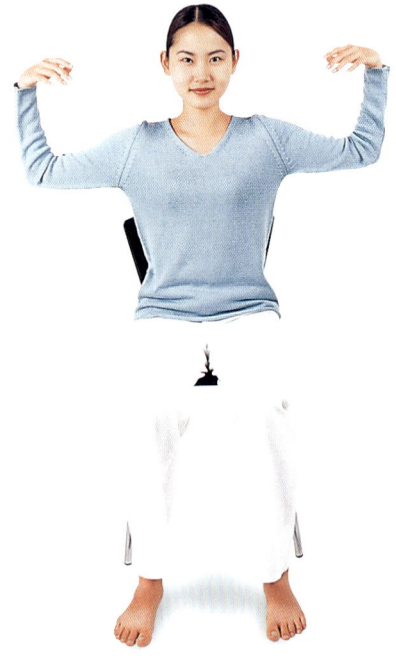

동작
1 팔꿈치를 어깨 높이로 올리고 손목에 힘을 뺀다.
2 손목을 가볍게 흔들어준다.
3 손목을 털면서 손의 느낌에 집중하고 손끝으로 탁기가 빠져 나간다고 상상한다.
4 1분 정도 지난 뒤 잠시 멈추고 손의 느낌에 집중한다.

Tip
손목을 무리하게 흔들지 말고 물방울을 튕기듯 가볍게 털어준다.

효과
어깨에 차 있는 탁기와 냉기가 손끝에 있는 십전혈로 빠져 나간다. 폐를 강화시킨다. 손목 관절염을 예방한다.

14 발끝 당기기

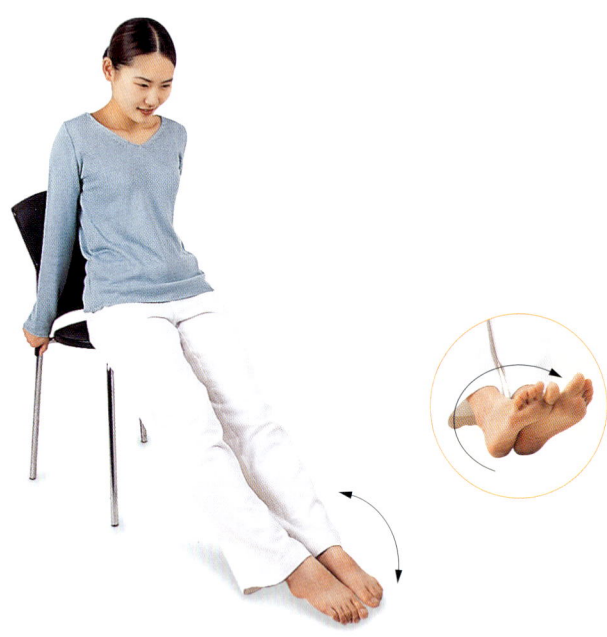

동작

1 의자에 걸터앉아 무릎을 쭉 편다.
2 양손은 의자를 잡고 허리를 쭉 편다.
3 숨을 들이마시고 발끝을 최대한 몸쪽으로 당기고 종아리와 정강이에 집중한다.
4 숨을 내쉬면서 원위치하고 숨을 들이마시면서 발끝을 바깥쪽으로 최대한 뻗어준다. 내쉬면서 원위치한다.
5 4회 반복 한 뒤 발목을 오른쪽으로 3번, 왼쪽으로 3번 돌려준다.

Tip

호흡과 같이 하면 효과가 크다.
발목을 돌릴 때는 발목 관절을 하나하나 느껴본다.

효과

발목 인대를 강화시켜 주고 경직된 하체를 풀어준다. 발에 몰린 혈액을 순환시켜 발의 부종을 없애 준다.

긴장은 어깨에서 시작된다

우리는 왜 이다지도 피곤한가? 왜 이렇게 어깨가 무겁고 뒷목은 뻣뻣한가? 어깨는 스트레스에 가장 민감한 부위다. 일반적으로 어깨통증은 긴장이나 심리적 부담감이 클 때, 책임감이 강한 사람들에게 많이 나타난다. 그래서인지 어깨를 가지고 사람의 심리를 표현한 말들도 많다. '어깨가 무겁다', '어깨가 가볍다', '어깨에 힘주다', '어깨가 처지다' 등이 그 예다. 주로 긴장과 스트레스로 인한 심인성 질환들은 병원에 가서 고통을 호소해봐도 특별한 병명이 없다. 처음에 어깨통증이 오면 '일을 많이 해서 그렇겠지', '어제 잠을 잘 못 잤나?', '이제 나이도 먹었으니 고장 날 때가 됐지' 하고 별 것 아닌 것처럼 가볍게 넘기겠지만 이런 현상이 잦아지면 나중에는 팔을 들어올리기조차 힘들 만큼 고통스러워진다. 우리 근육은 긴장하면 굳어버리고, 굳은 곳은 응어리가 져 기가 다니는 길을 막아놓는다. 어깨가 굳으면 뇌로 전달되어야 할 산소와 혈액의 공급이 현저히 떨어져 머리가 개운한 날이 없고 멍한 상태가 지속된다. 또 어깨가 굽거나 비뚤어지면 안쪽에 있는 폐와 심장에까지 영향을 미쳐 몸 전체의 건강을 위협하게 되므로 주의한다.

과학자들의 연구보고서에 의하면 천재 과학자 아인슈타인의
뇌에서 채취한 혈액에서는 하루의 고된 작업이 끝난 다음인데도
피로의 독소가 전혀 보이지 않았다고 한다. 굳이 같은 실험을 하지
않아도 좋아하는 일에 몰두할 때는 배고프고 허기진 것을
잊어버린 경험이 있을 것이다.

대부분의 사람들이 노동량에 피로를 느끼기보다 불필요한 생각과
풀지 못한 감정들로 에너지를 낭비할 때가 더 많다. 과도한 생각과
부정적인 감정이 마음 속에서 신경질적인 반응을 일으키고,
피로의 독소를 만들어 우리 몸 안 구석구석까지 퍼뜨리는 것이다.
마음은 보이는 몸을 통해 나타나고, 몸은 보이지 않는 마음을
반영해준다. 몸과 마음이 유기적으로 소통하고 있다는 것을
안다면 자주 긴장이 되거나 의욕이 떨어질 때는 생각을
바꾸기보다 잔뜩 힘을 준 몸을 풀어 에너지 상태부터 바꿔놓는
편이 훨씬 더 쉽다. 힘이 들어간 어깨부터 으쓱으쓱 풀어 몸과
마음을 긴장에서 해방시키자.

15 어깨 올렸다가 떨어뜨리기

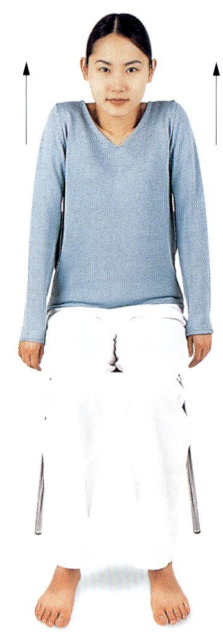

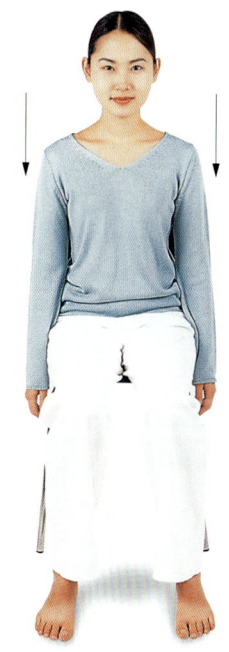

동작
1 의자에 편안하게 앉아 허리를 바로 세운다.
2 어깨가 귀에 닿는다는 느낌으로 숨을 들이마시고 양 어깨를 위로 바짝 치켜 올린다.
3 숨을 멈추고 3~4초 동안 그대로 있는다.
4 내쉬면서 털썩하고 어깨를 떨어뜨린다.

Tip
숨을 무리하게 참는 것은 금물이다.

효과
어깨 근육을 유연하게 하고 머리로 올라가는 혈류를 좋게 한다.
스트레스가 해소되며 호흡이 편안해진다.

16 장근술

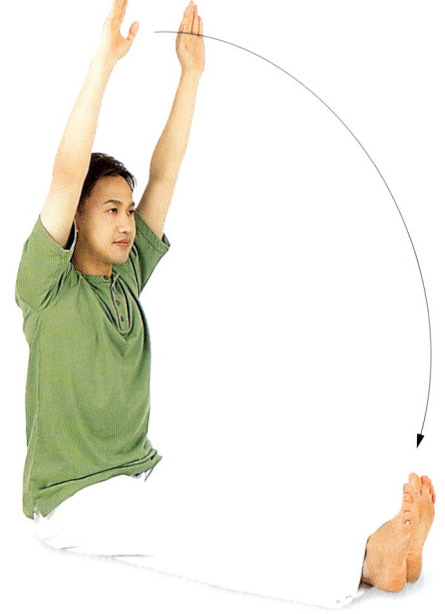

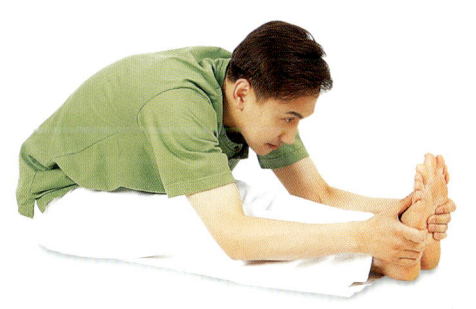

동작
1 앉은 자세에서 발끝을 붙이고 다리를 쭉 편다.
2 숨을 들이마시고 상체를 깊이 숙인다.
3 발끝을 잡고 지그시 당긴다.
4 숨을 내쉬면서 원위치한다.

Tip
무리해서 굽히지 말고 지그시 눌러준다.
반복할수록 눈에 띄게 많이 숙여진다.

효과
방광경락을 자극해서 신장을 강화시켜 준다.
허리근육과 다리를 강화시켜 준다.
전신 피로를 풀어준다.

17 어깨 돌리기

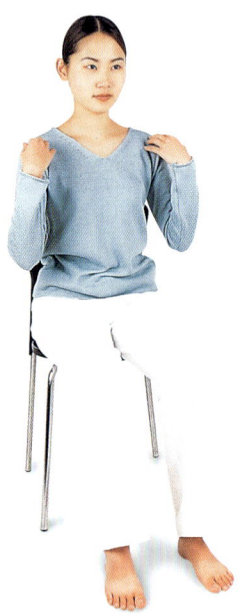
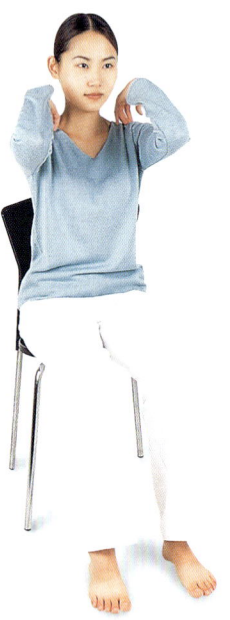

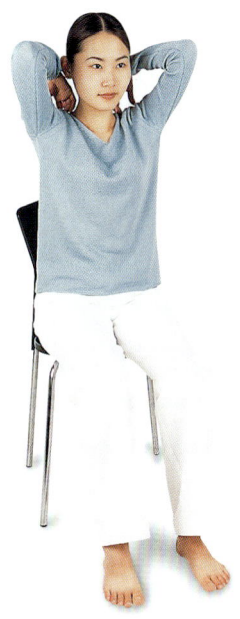
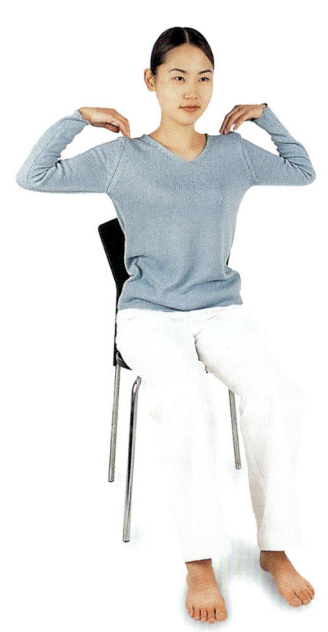

동작
1. 양손을 어깨에 대고 숨을 들이마시면서 팔꿈치를 앞으로 쭉 뻗는다.
2. 숨을 멈추고 팔꿈치를 귀 가까이로 바짝 들어 올린다.
3. 원을 크게 그리며 천천히 한바퀴 돌리고 숨을 내쉰다.
4. 앞에서 뒤로, 뒤에서 앞으로 각각 3회 반복한다.

Tip
동작을 천천히 하면서 어깨와 등 근육의 자극을 그대로 느껴본다.
가능한 어깨에 힘을 빼고 돌리면 아프면서도 시원한 느낌이 든다.

효과
견비통이 사라지고 어깨 결림과 팔 저림이 없어진다.

고개를 떨군 채 오래 있지 마라

인체에서 가장 중요한 것은 머리이다. 발이 땅이라면 머리는 하늘이다. 그리고 머리로 올라가는 통로에 목이 수문장처럼 지키고 있다. 목에는 일곱 개의 경추와 머리와 몸통을 연결하는 신경이 통과한다. 온종일 고개를 숙인 채 책상 앞에 웅크리고 있으면 척추에서 머리로 올라가는 목의 경락이 막힌다. 시간이 지날수록 뒷덜미가 당기고 두 눈은 앞으로 쏟아질 듯 무겁고 눈에서 열이 나기도 한다. 고개를 떨구고 있으면 에너지도 함께 바닥으로 떨어져서 얼굴은 무표정해지고 잠과 피로가 밀려와 나중에는 정신이 혼미해진다. 기가 목 아래로 흐르지 못한 채 머리에서만 맴돌기 때문에 호흡이 짧아지고 거칠어지며 심리적인 초조와 불안감, 긴장도 더해진다. 처음에는 목과 어깨가 굳어지다가 차츰차츰 가슴과 등이 답답해지고 나중에는 척추를 받치는 허리까지 약해지는 삼중고에 시달리게 되는 것이다.

주로 앉아서 일하는 사무직원, 학생, 연구원들은 기혈순환이
원활해지도록 항상 목과 척추를 바로 세워야한다. 자세가 바르면
업무 능률이 높아지는 것은 물론 피로감도 훨씬 덜해진다.
40~50분간 고개를 숙이고 있었다면 중간중간 책을 덮고
목운동을 해보라. 표정이 굳은 입가에 살짝 미소를 띠고 몸은
고정한 채 당기는 뒷목 부위에 마음을 모아서 목을 앞뒤로
젖혀주고 틀어주고 돌려주면 뭉쳐있던 에너지가 조금씩 풀려나갈
것이다. 머리와 척추로 통하는 문이 열리고 뇌의 혈액순환이
활발해져 온몸에 싱싱한 생기를 되찾을 수 있다.

18 목운동

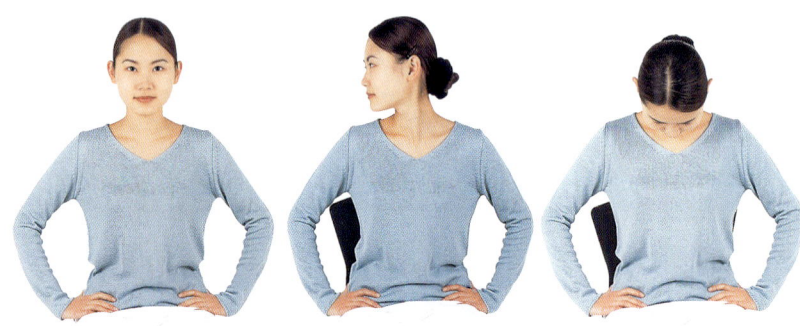

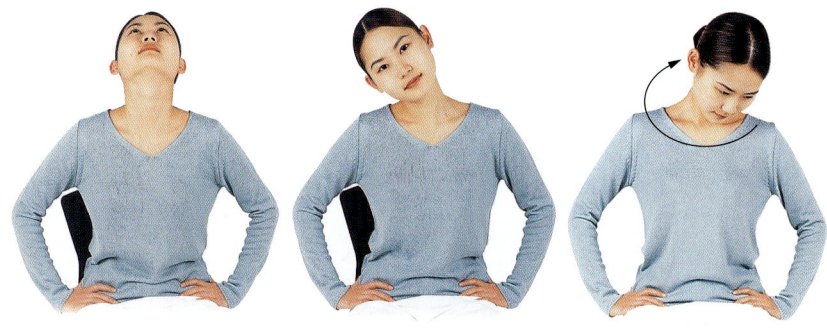

동작
1. 숨을 들이마시고 목을 최대한 오른쪽으로 돌린다.
2. 숨을 내쉬면서 원위치하고 왼쪽으로도 해준다.
3. 같은 요령으로 앞, 뒤 반복한다.
4. 숨을 들이마시고 오른쪽 귀가 어깨에 닿을 정도로 지그시 숙여준다.
5. 숨을 내쉬면서 원위치하고 왼쪽으로도 해준다.
6. 왼쪽·오른쪽으로 세 바퀴씩 돌리면서 마무리 해준다.

Tip
좌우로 고개를 틀 때 호흡과 함께 당기는 쪽에 집중하면서 풀어준다.
고개를 숙일 때는 뒷목이 뻐근해지도록 턱을 깊숙이 숙여준다.

효과
등과 척추의 기 흐름을 원활히 하고 머리가 맑아진다. 두통에 효과가 있다.

머리를 두드리면 잠든 뇌가 깨어난다

인체의 말초에 있는 손발은 물론 머리까지 기혈순환이 잘 일어나야 두뇌가 제 기능을 발휘할 수 있다. 뇌는 목과 척추와 연결되어 있으므로 뇌에 산소가 부족하다고 느껴지면 머리와 함께 목과 척추를 동시에 풀어주는 것이 좋다. 신경을 쓰고 생각을 많이 하면 뇌 에너지가 급격히 소모된다. 나중에는 생각하는 것 자체가 성가시고 귀찮아지는데 그래도 생각을 멈추지 못하고 계속 신경을 쓰게 되면 머리에서 열이 난다. 이때는 쉬어야 한다. 몸이 주는 경고를 무시하면 어지럼증과 구토가 날 수도 있다. 일반적으로 뇌 에너지가 부족할 때는 잠깐 누워서 휴식만 취해도 다시 에너지가 충전돼 머릿속이 맑고 개운해진다. 마치 윤활유를 넣은 것처럼 사고가 유연해지고 기발한 아이디어도 반짝반짝 떠오른다.

대개 우리의 마음은 현재에 집중하기보다 과거에 대한 미련과 후회 혹은 미래에 대한 기대와 불안에 사로잡혀 있다.

하지만 성인들은 오로지 지금 이 순간에 집중하며 혼자 있을 때도
꼭 필요한 것만 생각한다. 머릿속에 잡념이 없으면서 의식은
생생하게 깨어있도록 뇌를 단련한 것이다. 그래서 뇌 에너지가
충만한 상태에서 늘 좋은 컨디션을 유지할 수 있다.
뇌호흡으로 뇌의 감각이 깨어나면 뇌의 어떤 부분은 너무 많이
사용해 지나치게 과열되어 있고 또 어떤 부위는 거의 쓰이지 않아
딱딱하게 굳어있는 등 다양한 뇌 상태를 에너지로 느낄 수 있다.
그때는 굳은 부위를 가볍게 두드려주거나 에너지로 마사지
한다고 생각하고 상상하면서 정신을 집중하면 심기혈정(心氣血精,
마음이 있는 곳에 기가 있고, 기가 있는 곳에 혈이 있고, 혈이 있는 곳에 정이
있다)의 원리에 의해 실제 그 부위에 혈류량이 증가된다. 생각이
막히거나 머리에서 열이 날 때는 손가락으로 토닥토닥 머리부터
두드려보자.

19 머리 두드리기

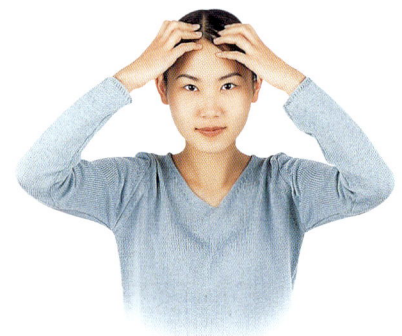

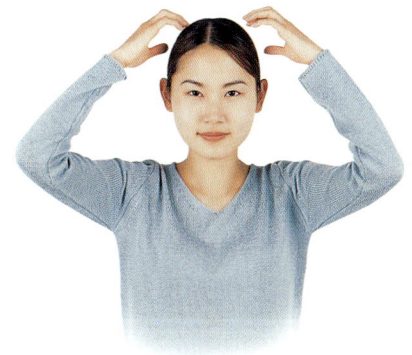

동작
1 손가락을 세워 이마에서 뒤통수까지 머리를 쓸어 넘긴다. 36회 반복한다.
2 열 손가락으로 앞머리, 뒷머리, 옆머리로 나눠서 머리 전체를 골고루 두드려준다.

Tip
손톱으로 아프게 두드리지 말고 손가락 끝으로 두드려야 한다.

효과
머리에 혈이 열리면서 기가 잘 돌고, 탁한 기운이 빠져나가면서 머리가 시원해지고 맑아진다.

책이나 모니터를 가까이 한 뒤에는 눈동자를 돌리자

현대인들이 피로를 가장 쉽게 느끼는 부분이 눈이다. 이전 세대보다 봐야 할 것들이 더 많아진 탓도 있다. 지금이라도 잠깐 일손을 멈추고 자신의 눈을 들여다보자. 책을 읽는 당신의 눈은 얼마나 긴장되어 있는가? 붉게 충혈돼 있지는 않은가? 이상하게도 잘하려고 하면 할수록 우리 몸은 더욱더 힘이 들어가고 피로해진다. 하지만 그 긴장은 결코 두뇌의 생산적인 활동에 도움을 주지 않는다. 뇌를 잘 쓰기 위해서는 습관이 된 긴장을 내려놓고 이완하는 연습부터 해야한다. 자, 다시 한번 자신의 눈을 응시해보자. 눈은 쉴새 없이 외부로부터 정보를 받아들인다. 지금까지 모니터를 뚫어지게 쳐다보고 있었다면 이제 눈동자의 힘을 풀고 사랑하는 연인을 바라보듯 편안하게 바라보자.
입 꼬리를 살짝 올리면 힘이 들어간 눈이 느슨해지는 것을 느낄 수 있다. 책을 보거나 모니터를 응시할 때는 가능하면 눈에 힘을 빼는 것이 중요하다.
본다는 것은 눈에 국한된 것이 아니라 뇌와도 관련된 것이다. 본다는 것은 대부분 마음의 기능이며, 눈은 부분적으로만 쓰이는 것이다.

뇌는 선택적으로 우리가 볼 수 있는 것과 볼 수 없는 것을
결정하며, 선명하게 볼 것인지 그냥 그렇게 흘려볼 것인지를
결정한다. 가령 지루하다고 느끼면 당신의 마음은 눈에게 보지
말라고 명령할 것이다. 반대로 보려고만 하면 곁눈질을 해서라도
볼 것이다. 우리가 무엇을 어떻게 얼마만큼 보느냐에 따라 눈의
구조가 결정된다.
그리고 시력은 한 번 나빠지면 다시는 좋아질 수 없다고 생각하는
사람도 있는데 관리만 잘해준다면 얼마든지 좋아질 수 있다.
눈을 사용한 후에는 반드시 눈과 눈 주변의 막힌 혈을 풀어주도록
하자. 한곳에 오랫동안 눈동자를 고정시켰다면 먼 곳을
바라보거나 눈동자를 상하좌우로 움직이면서 뻑뻑한 눈을
돌려주면 나빠진 시력도 좋아진다. 충분히 눈 운동을 했다면
양손을 뜨겁게 비빈 뒤 손바닥을 오목하게 만들어 두 눈에 갖다
댄다. 그 상태에서 눈동자를 사방으로 돌려주면 눈과 뇌가
맑아지고 기억력과 집중력이 강화된다. 또 대뇌 후두엽의 긴장을
완화시키고 공간지각 능력을 향상시키는 효과도 볼 수 있다.

20 눈 기운주기

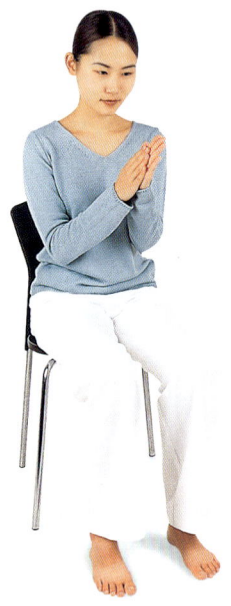
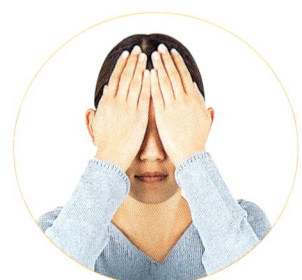

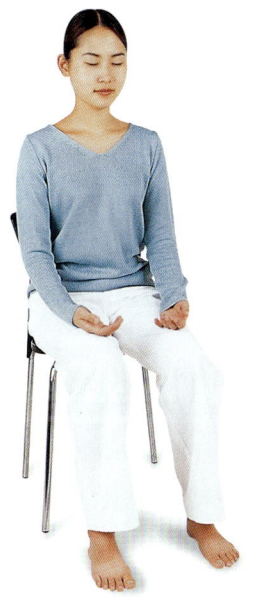

동작
1. 숨을 들이마시고 멈추고 손바닥을 50회 정도 비빈다.
2. 숨을 내쉬고 따뜻해진 양 손바닥의 오목한 부위를 두 눈에 살며시 덮는다.
3. 눈을 뜨고 눈동자를 상하좌우로 움직여주고 원도 그려준다. 10회 정도 반복한다.
4. 눈 운동이 끝나면 양손을 허벅지에 올려놓고 눈을 살짝 감는다.
5. 눈이 따뜻해지고 맑아지는 것을 가만히 느껴본다.

Tip
손을 덮었을 때 눈을 뜨고 동작을 취해야 효과적이다.

효과
눈과 상응하는 장기인 간이 좋아진다. 반대로 간을 치료해도 눈이 좋아진다. 시신경을 관장하는 머리 뒤쪽 후두엽을 눌러주거나 두드려 주는 것도 눈의 피로를 풀어준다.

나른하고 정체된 기분이 들 때는
손을 들어올려라

오후만 되면 몸이 무겁고 어깨가 결리고 명치 부근이 묵직해지지 않은가? 오늘 하루도 대부분의 시간을 꼼짝 않고 앉아있기만 한 것은 아닌가? 집에 오면 피곤해서 가족들과 눈을 맞출 시간도 없이 드러누울 자리부터 찾진 않는가? 몸 움직이기를 싫어하는 사람치고 건강한 사람은 없다. 건강을 위해서 모처럼 운동할 마음을 먹은 사람도 꾸준히 지속하는 경우는 극히 드물다. 그렇다면 일상 생활에서 움직이는 습관을 늘리는 것은 어떤가? 몸을 움직이고 기운을 느끼는 즐거움을 알게 되면 삶이 더욱 여유롭고 편안해진다. 사생결단 하듯이 새벽에 일어나서 스포츠센터에 달려가지 않아도 되고 일주일간 못한 운동을 한번에 몰아서 하려는 강박관념에 시달리지 않아도 된다. 어느 누구도 완전하게 건강한 사람은 없다. 조금씩 불편한 증상을 안고 있지만 우리 몸은 스스로 병을 치유하는 힘을 갖고 있기 때문에 몸이 보내는 신호만 잘 들을 수 있어도 큰 병을 키울 일은 없다. '가슴이 답답하다', '어깨가 결린다', '손이 저리다' 등등 몸에서 이상 정보를 보내면 그것이 아무리 사소한 증상이어도 그냥 흘려보내지 않도록 한다.

몸에서 신호를 보내기 전에 수시로 내 몸의 상태를 점검해보는 것도 좋다. 어깨와 목은 가볍고 상쾌한지, 아랫배는 말랑말랑하고 따뜻한지, 숨은 아랫배까지 깊이 들어가는지 등등 기운의 흐름이 몸에서 순조롭게 잘 흘러갈 때 사업이나 일에 있어서도 큰 발전을 이룰 수 있다. 몸을 한쪽으로 기울이고 있었다면 간단한 기체조로 몸을 풀어주면 어긋난 골격과 장기가 제자리를 찾아간다. 불편할 때는 수시로 몸을 움직여 흐트러진 자세를 바로잡아주자. 이 과정을 되풀이하는 과정에서 우리 몸은 정상적인 생명활동을 유지할 수 있다. 만약 나른하고 정체된 기분이 든다면 가슴을 활짝 펴고 깍지 낀 손으로 천천히 하늘을 밀어 올려보자. 그 순간 가라앉은 에너지가 함께 올라갈 것이다. 특히 겨드랑이나 무릎 뒤의 오금은 무겁고 탁한 기운이 쌓이기 쉽다. 여기에는 잡념과 부정적인 생각까지 함께 자라날 수 있으므로 고여있다는 느낌이 들면 일하는 도중이라도 팔을 들어올려 가슴근육을 쫙 펴주고 늑골의 연골이 유연해지도록 깊은 호흡을 해보자. 근육과 뼈에 억눌린 신경이 몸을 늘이는 순간 산소로 팽팽하게 채워진다.

21 옆구리 기울이기

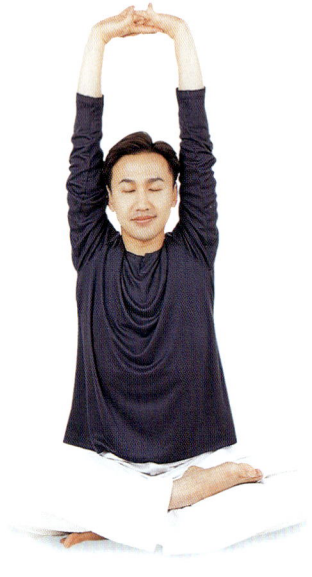

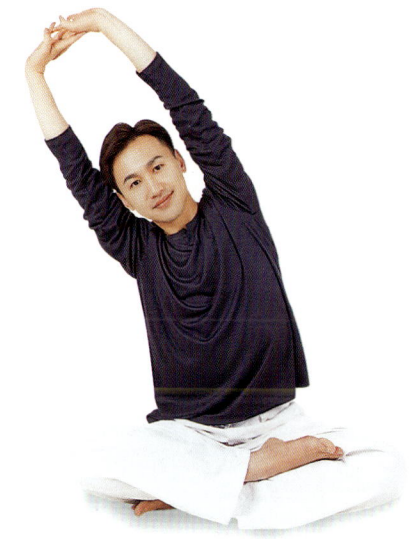

동작
1. 반가부좌로 앉아서 양손을 깍지끼고 하늘 위로 쭉 뻗어 올린다.
2. 숨을 들이마시며 왼쪽으로 상체를 기울이고 잠시 멈춘다.
3. 옆구리가 당기는 것을 기분 좋게 느껴본다.
4. 숨을 내쉬면서 원위치로 돌아온다.
5. 같은 요령으로 오른쪽으로 숙여준다. 좌우 3회씩 반복한다.

Tip
양손을 올릴 때는 가슴을 내밀어 척추를 바로 세우고 아랫배 단전에 힘을 준다.
팔을 뻗을 때는 기지개를 켜듯이 팔꿈치를 충분히 펴준다. 상체를 옆으로 굽힐 때는 허리 근육을 충분히 펴준다.

효과
오른쪽으로 숙일 때는 비위 기능이 좋아지고 왼쪽으로 숙일 때는 간담 기능이 좋아진다. 척추의 균형과 척추측만증 교정에 탁월하다.

22 상체 비틀기

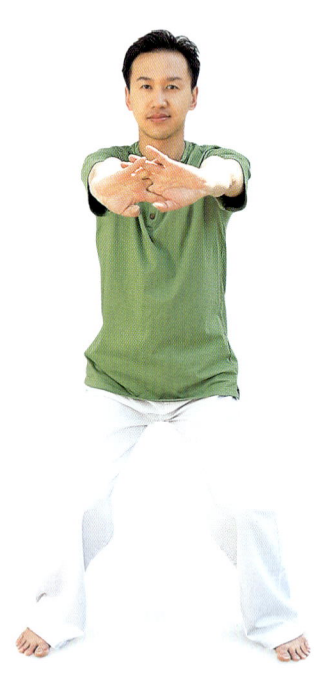

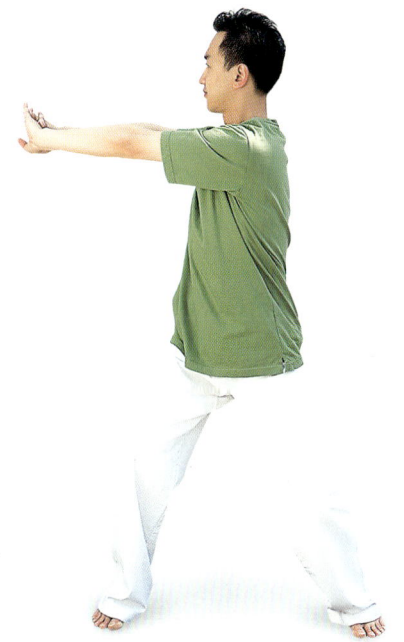

동작
1 다리는 어깨너비로 벌리고 무릎을 살짝 굽혀준다.
2 양손은 깍지끼고 앞으로 쭉 뻗어준다.
3 숨 들이마시고 상체를 최대한 왼쪽으로 지그시 틀어준다.
4 시선은 손등 바라 보며 오른쪽 옆구리, 고관절, 허벅지 등을 느껴본다.
5 내쉬면서 제자리로 돌아온다.
6 같은 요령으로 반대쪽도 반복한다.

Tip
동작을 할 때 발바닥이 바닥에서 떨어지지 않게 하고 하체의 당기는 부위를 느껴본다.

효과
상체를 움직이지만 하체 단련이 많이 된다.

키보드를 열심히 두드렸다면 손가락을 깍지껴라

인간이 인간으로 존재할 수 있는 것은 뇌와 함께 손이 있기 때문이다. 이 지구상에서 유일하게 인간의 엄지손가락은 나머지 네 손가락이 서로 마주볼 수 있도록 설계되었다. 우리 몸의 독보적인 기관인 뇌도 손이 없었다면 지금처럼 발달하지 못했을 것이다. 손은 '제2의 뇌'라고 불릴 만큼 두뇌와 밀접한 관련이 있다. 실제로 대뇌의 모양은 주먹을 쥐고 있는 두 손을 합쳐놓은 것과 비슷하다. 인체 각 부위의 기능을 관장하는 부분을 뇌 위에 펼쳐 지도를 만들면 뇌의 핵심 부분인 운동중추 사령실 면적의 30%가 손에 해당된다.

따라서 운동중추 중 손의 사령실이 외상이나 뇌졸중, 치매 등의 병 때문에 망가지게 되면 손을 움직일 수 없게 되어 아무런 일도 할 수 없게된다. 반면에 손의 사령실이 잘 발달된 사람은 손놀림이 민첩하고 정교해서 위대한 과학적 창조물이나 예술품을 만들어낼 수 있다. 거꾸로 정교한 손놀림을 반복하면 이 운동중추가 발달된다.

특히 유아기에는 창의력 발달과 두뇌 발달이 활발하게 이뤄지는
시기이므로 손으로 자꾸 만지고 조작하는 기회가 많아지도록
교육 환경을 만들어줄 필요가 있다. 집에서는 포크 대신 젓가락을
사용하거나 연필깎기를 밀어놓고 직접 연필을 깎아보게 하는
것도 뇌를 활성화하는데 직접적인 자극이 된다. 우리 선조들이
아기들에게 잼잼, 곤지곤지, 짝짜꿍을 하면서 놀아준 것도 손에
자극을 줌으로써 아기의 뇌와 신체발달을 촉진하기 위함이었다.
손은 뇌의 명령을 수행하기도 하지만 창조의 주체이기도 하다.
손의 피로만 잘 풀어줘도 우리 안에 잠자고 있는 천재성과
창조성을 일깨울 수 있다. 키보드나 계산기를 열심히 두드린
뒤에는 반드시 손, 손가락, 손목을 풀어주자. 손과 손목이 꺾여진
상태가 지속되면 기혈순환이 원활하지 않아 팔과 어깨를
긴장시킬 수 있으므로 일하는 틈틈이 손과 팔의 피로를 풀어주는
것이 중요하다.

23 팔 비틀기

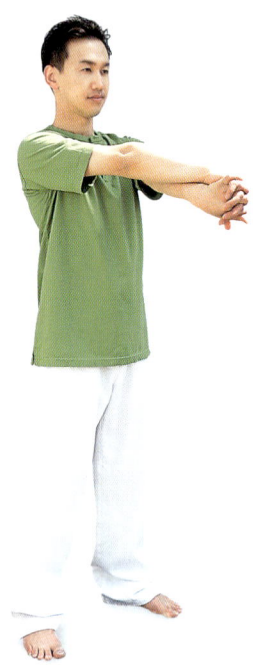 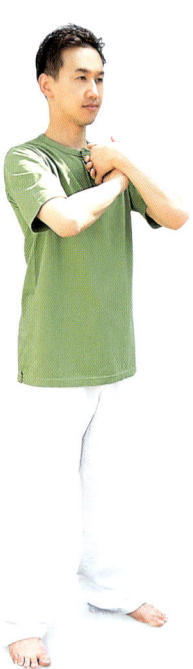

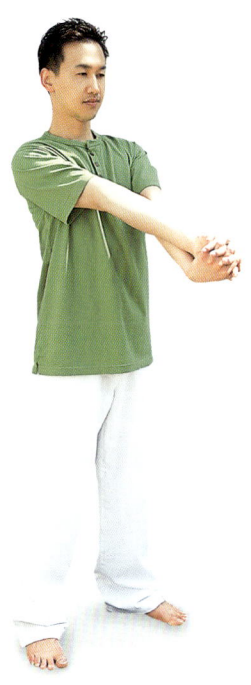 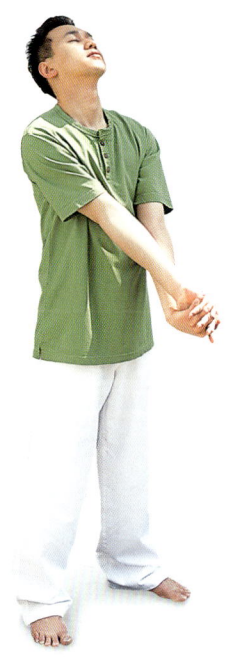

동작
1. 다리는 어깨너비로 벌리고 양손을 엇갈려 깍지 낀다.
2. 숨을 들이마시고 밑으로 감아돌려서 곧게 뻗어준다.
3. 숨을 내쉬면서 원위치한다.
4. 다시 팔을 바꿔서 반대로도 해준다.

Tip
팔이 펴지지 않는데 무리하면 인대가 상할 수 있다. 몸에 맞게 동작을 취한 뒤 팔이 펴지는 각도를 측정한다.

효과
손목, 팔목, 어깨 관절이 이완된다.
손에 연결된 경락이 자극되어 상체 기혈순환이 원활해지고, 마음이 편안해진다.

24 앞뒤로 손뼉치기

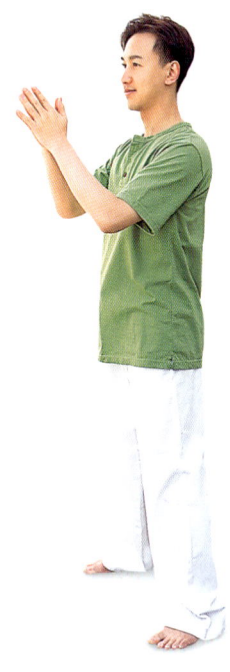 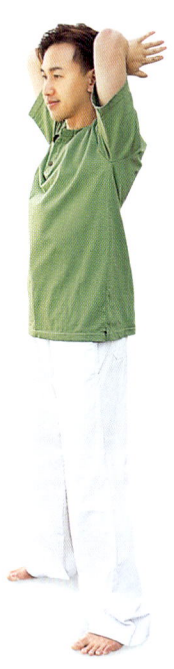

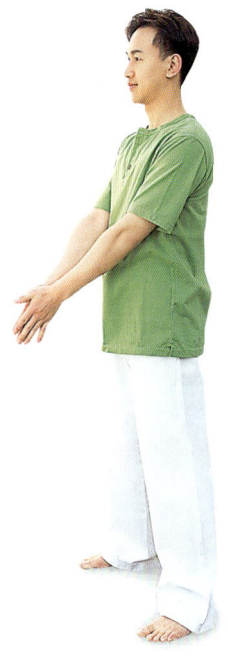 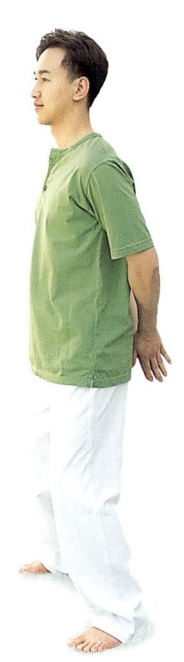

동작
1 다리를 적당하게 벌리고 바르게 선다.
2 얼굴 앞에서 한 번, 뒤통수 뒤에서 한 번 박수를 친다.
3 다시 단전 앞에서 한 번, 허리 뒤에서 한 번 박수를 친다.
4 네 동작을 한 세트로 해서 50회 반복한다.

Tip
머리 뒤에서 박수를 칠 경우 가능하면 머리를 숙이지 않고 한다.

효과
어깨 근육에 열감이 생기면서 굳어있던 어깨가 풀리고 기혈순환이 원활해진다.

등이 무겁고 소화가 안 될 때는
등뒤로 깍지를 끼고 상체를 숙여라

등은 우리 몸 중에서도 보이지 않는 부분이다. 아프다고 소리치기 전까지는 뒤돌아볼 일이 없다. 하지만 척추가 거의 모든 몸통의 근육들을 붙들고 있다는 점을 감안하면 절대 소홀할 수 없는 곳이 등이기도 하다. 등을 위해서는 무엇보다 척추선이 무너지지 않도록 바른 자세를 유지하는 것이 중요하다. 건강할 때의 등뼈는 옆에서 볼 때, 자연스러운 S자형을 그리고 있다. 그러나 요즘에는 구부정한 자세로 오랫동안 책상 앞에 앉아 있거나 턱을 고이고 다리를 꼰 자세로 앉는 사람들이 늘어나 앞뒤가 끊어진 C자형 척추를 가진 사람도 많이 보인다.

사실상 완벽하게 신체 균형을 이루고 있는 사람은 거의 없다. 하지만 자신의 몸에 관심을 가지고 운동을 해준 사람과 그렇지 않은 사람의 차이가 확연한 것 또한 사실이다.

자세가 바르게 될 때 골격과 장기의 위치가 제자리를 찾게 되고, 우리 몸은 정상적인 생명활동을 할 수 있다. 조화와 균형은 건강의 처음이자 마지막 원리이다. 일에 열중한 나머지 정지된 자세로 두세 시간이 지났다면 가끔 자리에서 일어나 가볍게 걸어 다니거나 앉은 자리에서라도 힘껏 기지개를 켜보자. 등뼈를 바르게 펴주었을 때 세포와 장기가 얼마나 즐거워하는지 느껴보자. 등뼈를 통해 신체와 대화하는 힘이 커지면 각 장기들이 보내는 신호를 더 효율적으로 받아들일 수 있게 된다. 몸의 기능도 훨씬 더 좋아지고 몸의 선도 아름다워진다.

25 등뒤로 깍지끼고 상체 숙이기

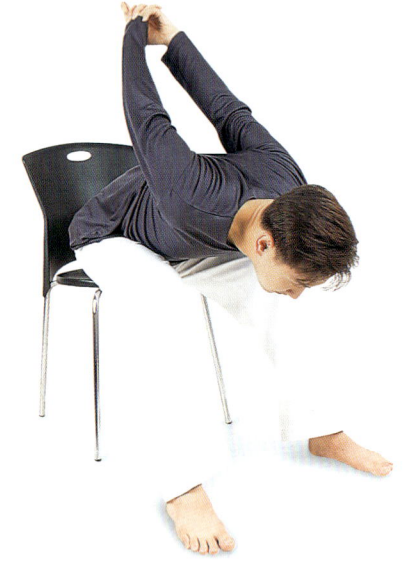

동작
1 등 뒤로 깍지껴 최대한 상체를 바로 펴준다.
2 숨 들이마시고 상체를 내려갈 수 있는 데까지 쭉 숙여준다.
3 상기되지 않도록 고개는 살짝 들어준다.
4 상체를 천천히 일으키면서 숨을 내쉰다.

Tip
어깨가 많이 결리는 것은 스트레스가 많은 상태이다.

효과
등 근육이 풀리면서 척추가 바로 잡힌다.
스트레스와 견비통 해소에 좋다.

사무실에서 쉽게 하는 상황별 기체조

26 허리숙여 발등닿기

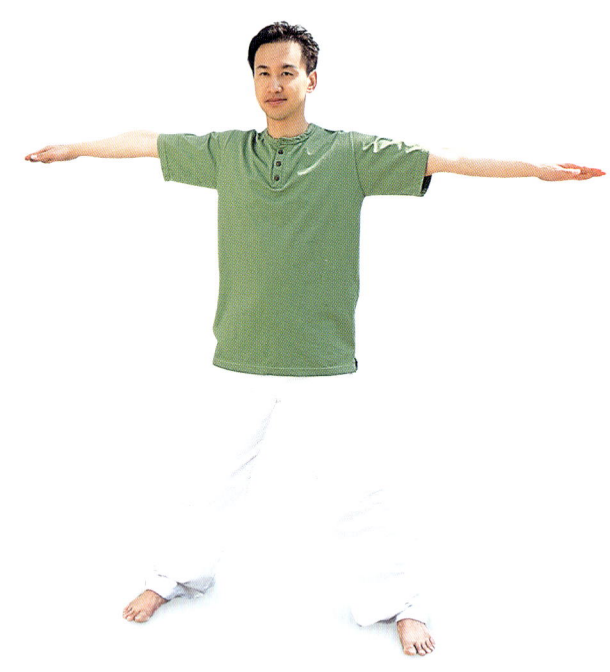

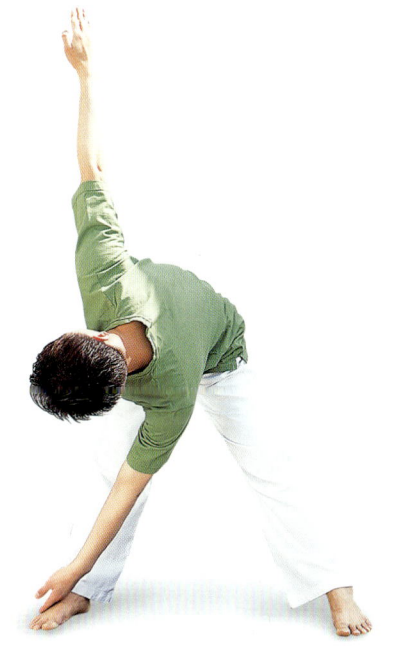

동작
1 다리를 넓게 벌리고 팔을 수평으로 쭉 벌려준다.
2 왼쪽 손이 오른쪽 발등에 닿도록 허리를 숙여준다.
3 오른팔을 최대한 젖혀주고 오른쪽 옆구리와 다리 뒤쪽 당기는 부위를 느껴본다.
4 허리를 숙인 채로 반대쪽으로도 해준다. 왕복 3회 반복한다.

Tip
단전에 힘을 주고 동작을 취한다.

효과
요추, 경추, 흉추를 자극한다.
방광경을 자극해 신장을 강화한다.

건강습관 만들기 2
숙면을 위한 기체조 6

잠은 몸과 마음의 피로를 씻어주는 특효약이다. 숙면을 위해서는 몸과 마음을 이완시켜 주는 것이 중요하다. 하룻동안 굳은 근육을 풀어주고, 잠을 방해하는 잡념도 완전히 내려놓는다. 다음 동작을 잠자기 전에 해주면 짧은 시간을 자도 충분히 휴식한 느낌이 들 것이다. 먼저 다리 안쪽 허벅지와 옆구리, 고관절을 충분히 풀어준 뒤에 눕는다. 머리를 좌우로 움직여 목을 느슨하게 해준 다음 아랫배로 깊이 숨을 들이마시고 수면에 들어간다. 아랫배로 호흡이 잘 안되면 가슴호흡을 해준다. 숨이 깊어지면 깊어질수록 마음이 안정되고 기가 온몸 구석구석 잘 흘러갈 것이다. 하지만 생각이 많아서 머리의 열이 아래로 내려갈 기미를 보이지 않을 때는 발끝 부딪치기(136 페이지)나 장운동(128 페이지)을 해준다.

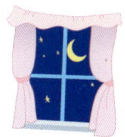

발끝 부딪치기를 할 때는 의식을 발끝에다 집중하고 장운동을 할 때는 의식을 단전에 집중한다. 한참 하다 보면 발끝과 아랫배에 통증이 생길 것이다. 이 통증의 느낌을 잘 기억해두고 일상생활에서도 화가 나거나 마음이 급해질 때는 호흡과 함께 의식을 단전이나 발끝으로 내리는 연습을 한다. 어떤 대상이나 말에 즉각적인 반응을 하는 대신 한 호흡 멈춰서 생각할 여유를 가질 수 있다면 훌륭한 리더의 자질을 가진 것이다. 머리에서 맴도는 들뜬 생각이 있다면 모두 아랫배로 내리자.

27 다리벌리고 옆구리 기울이기

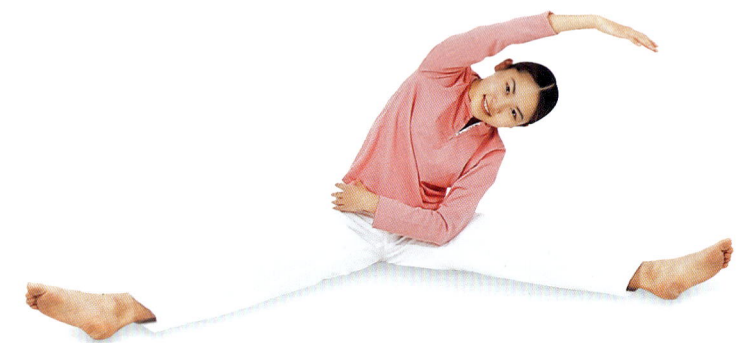

동작
1 양 다리를 최대한 넓게 벌린다.
2 숨을 들이마시고 오른팔을 들어 왼쪽으로 숙여준다.
3 숨을 내쉬면서 원위치하고 반대쪽으로도 숙여준다.

Tip
나머지 손은 반대쪽 옆구리에 갖다대고 옆구리와 다리가 당기는 것을 느껴본다. 당기는 느낌이 시원해 질 때까지 꾸준히 반복한다.

효과
척추가 교정되고 허리와 옆구리 살이 빠진다. 뭉친 근육이 풀리면서 피로회복이 빨라진다.

28 다리뻗어 윗몸숙이기

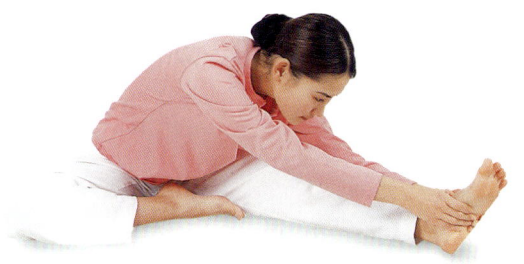

동작
1. 왼다리를 뻗고 오른 무릎을 굽혀 바닥에 닿게 한다.
2. 숨울 들이마시고 양손으로 왼 발바닥을 잡고 지그시 상체를 굽혀준다.
3. 가슴은 펴고 고개는 들어준다.
4. 뻗은 다리 뒤쪽을 충분히 느껴본다.
5. 숨을 내쉬면서 원위치 한다. 다리를 바꾸어 반복해준다.

Tip
발목은 직각으로 꺾어준다. 무릎은 자신의 몸에 맞게 펴준다.
꾸준히 해주면 무릎이 부드러워진다.

효과
신장이 좋아지고 생식기와 순환기 계통이 좋아진다. 피로가 빨리 풀린다.

29 다리벌리고 앞으로 숙이기

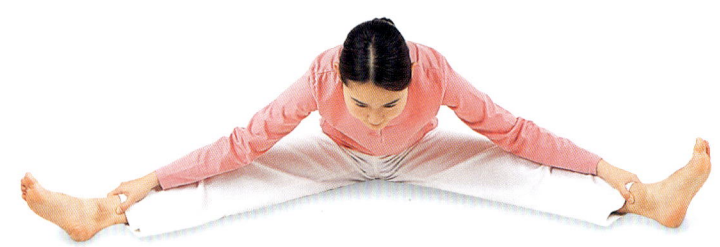

동작
1 다리를 넓게 벌리고 숨을 들이마신다.
2 양 발목을 잡고 앞으로 숙여준다. 고개는 앞으로 살짝 들어준다.
3 등을 곧게 펴고 무릎도 바로 펴준다.
4 당기는 느낌에 집중한다.
5 숨을 내쉬면서 원위치 해준다.

Tip
다리를 무리하게 벌리지 않는다.

효과
골반의 위치를 잡아주고 고관절을 풀어준다.
하체의 기혈순환이 좋아진다.

30 다리들어 넘기기

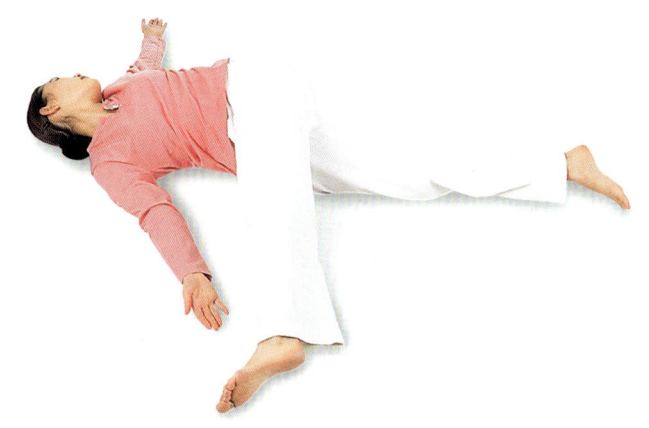

동작
1. 양팔을 벌리고 큰 대(大)자로 눕는다.
2. 숨을 들이마시고 왼다리 들어 발끝을 오른손에 갖다댄다.
3. 시선은 넘긴 다리 반대쪽으로 돌려준다.
4. 발이 오른쪽 손에 닿도록 최대한 틀어준다.
5. 숨을 내쉬면서 바로 하고 반대쪽으로도 해준다.

Tip
넘긴 다리가 반대쪽 손에 닿기 힘들면 손으로 발등을 잡아도 무관하다.

효과
틀어진 골반을 바로 잡아주고 척추 교정에 탁월하다.
한쪽 다리가 짧은 경우, 이 자세를 반복해주면 골반이 교정 되면서 다리길이가 같아진다.

31 엎드려서 다리들어 넘기기

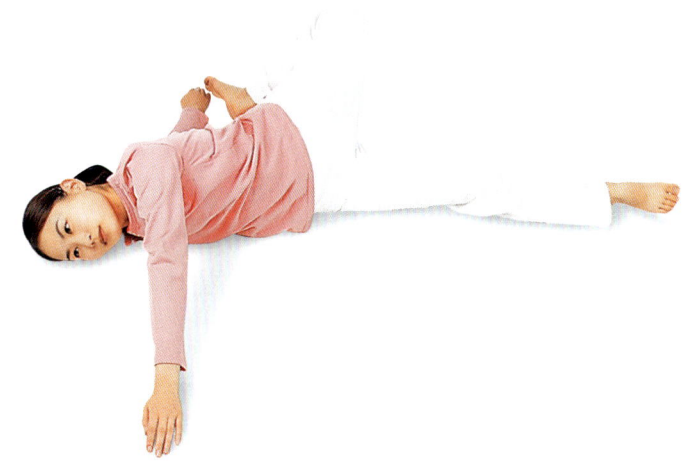

동작
1. 엎드려서 양팔을 벌리고 큰 대(大)자로 눕는다.
2. 숨을 들이마시고 왼다리를 들어서 오른손에 갖다댄다.
3. 고개는 반대로 돌리고 허리 뒤쪽과 옆구리가 당기는 것을 느껴본다.
4. 숨을 내쉬면서 원위치하고 반대쪽으로도 해준다.

Tip
누워서 하는 자세와 요령은 같으나 뒤쪽이 자극을 많이 받는다. 두 자세 중 잘되지 않는 쪽을 자주 해주면 척추교정에 도움이 된다.

32 허공자세

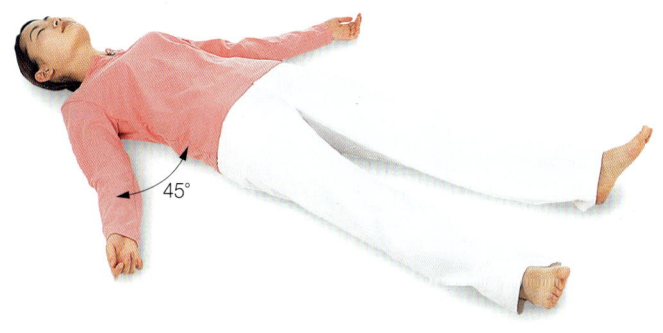

45°

동작
1. 팔은 45도 아래로 뻗어주고 다리는 어깨너비로 벌리고 눕는다.
2. 눈을 감고 편안하게 얼굴에는 미소를 짓는다.
3. 머리에서부터 이마 → 얼굴 → 하복부 → 양 허벅지 → 무릎 → 발목 → 발끝까지 그 부위를 하나하나 떠올리면서 집중한다.
4. 온몸에 힘을 빼고 몸의 무게를 느껴본다.
5. 몸이 허공에 떠있는 것처럼 가볍다고 상상해본다. 몸과 마음이 점점 편안해진다.

Tip
각 부위에 긴장이 느껴지면 다시 반복한다.

효과
몸과 마음이 이완되면서 근육과 혈관도 이완되어 기혈순환이 잘된다.
뇌파가 안정되고 숙면에 도움을 준다.

3부

집안에서 자주 하면 좋은 증상별 기체조

근력 체크
내 몸은 얼마나 근력이 있는가?

근육은 너무 사용하지 않아 물렁물렁해도 안 되고 너무 강화시켜 딱딱하게 만들어도 좋지 않다. 근육의 힘이 약하면 팔다리가 자꾸 아파서 걷는 것은 물론 심하면 화장실 가는 것조차 힘들어진다. 또 근육이 필요이상으로 커지면 유연성이 줄어들 뿐만 아니라 근육을 유지하기 위한 에너지 소모로 피로해지기 쉽다. 근육은 20~30대에 최고조에 달했다가 점차 감소한다. 노화가 시작되면 등, 팔, 다리 근육의 평균 근력이 60%까지 감소한다. 근육량이 적으면 근육에서 만들어지는 열의 양도 적을 수밖에 없다. 특히 여성과 노인은 남성보다 근육량이 적기 때문에 몸이 냉하고 혈액순환 장애가 잦다.

하지만 근력은 운동을 하면 할수록 강화된다. 누구나 꾸준히 해주면 좋아지게 되어 있다. 근력운동을 할 때는 처음부터 무리하지 말고 조금씩 늘여가도록 한다. 또 어깨, 팔, 몸통, 배, 하체를 골고루 발달시킬 수 있도록 전신을 염두에 두고 부분 부분을 움직여준다. 다음은 자신의 근력을 측정하는 간단한 테스트이다. 현재 내 몸의 근력이 어느 정도인지 알아보고 몸이 변화하는 과정을 2~3개월 간격으로 체크해보자. 목표를 세우고 행한 만큼 결과는 좋아질 것이다.

33 상체 들어올리기

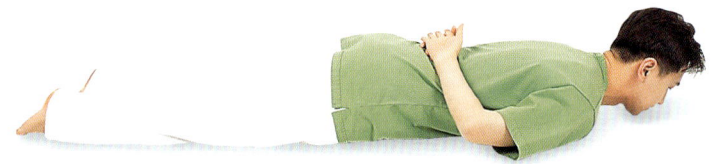

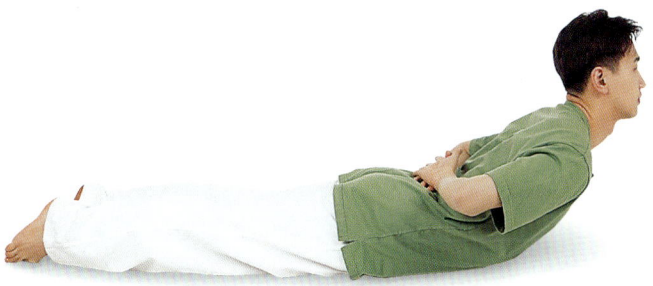

동작
1. 엎드려서 다리는 모으고 양손을 허리에 갖다 댄다.
2. 아랫배에 힘을 주고 상체를 최대한 높게 들어올린다.
3. 그 상태에서 바닥과 턱과의 거리를 측정한다.

Tip
척추가 유연성이 없고 아랫배에 힘이 없을 때는 자세가 잘 나오지 않는다. 내장기관이 무력해졌거나 특히 신장과 생식기 계통에 발병 가능성이 있다.

효과
척추 근력이 강화되고 디스크 등 척추 질환을 예방한다.

34 나룻배 자세

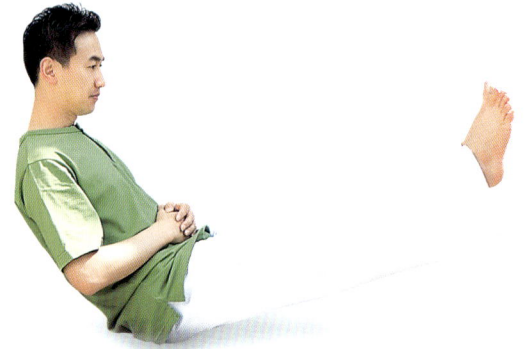

동작
1 앉아서 단전에 손을 모은다.
2 아랫배에 힘을 주고 양다리를 45도 정도 높이로 들어준다.
3 등은 30도 정도 뒤로 젖혀준다. 단전에 힘이 길러지면 45도 정도로 각도를 유지한다.
4 발끝은 모아주고 30초 동안 자세를 유지한다. 처음에는 30초도 힘들겠지만 꾸준히 연습해서 시간을 늘려나간다. 이때 시선은 발끝을 바라본다.

Tip
고개를 뒤로 젖히면 단전의 기운이 흩어진다.

효과
몸에 중심인 단전이 강화되고 하체에 힘이 생겨 원기가 회복된다.

35 앉았다 일어서기

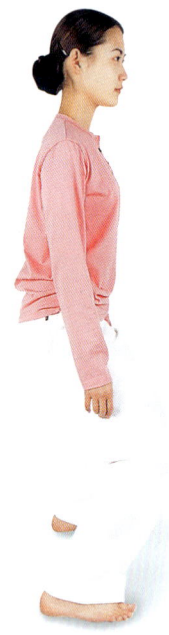

동작
1 양다리를 어깨너비로 벌리고 선다.
2 상체는 곧게 펴고 무릎은 서서히 내려간다.
3 약 45도 정도까지 무릎을 굽혔다가 다시
   천천히 편다.
4 허벅지가 뻐근해질 때까지 30회 반복한다.

Tip
무릎이 약한 사람은 20도 정도만 내려간다.
체중이 실리지 않은 상태에서 무릎을
단련시킨다.

효과
무릎의 냉기가 빠지고 단전이 강화된다.
하체가 단련되어 몸의 중심이 잡힌다.

아랫배를 두드리면
오장육부가 튼튼해진다

아랫배를 자극하는 단전치기와 장운동은 기체조 중에서도 가장
기본적인 운동이다. 복부에 모여 있는 3분의 2의 혈액을 온몸으로
내보내기 위해서는 단전에 힘이 있어야 한다. 단전치기와
장운동은 아랫배와 장을 튼튼하게 하고 단전을 강화시켜 주는
운동으로 매일 해주면 소화가 잘 되고 변비가 없어져 피부가
고와진다. 또 단전에 기운이 모이면 뱃심과 자신감이 생긴다.
신라의 화랑들도 단전치기를 많이 했는데 '둥둥둥' 단전을
두드리는 소리가 산 너머까지 들렸다고 한다. 지나친 육식이나
잘못된 식사 습관으로 음식물이 완전히 배설되지 못하고 장 속에
남으면 숙변이 되거나 변비를 일으켜 가스를 발생시킨다.
대부분의 독소는 내부 장기, 특히 대장과 소장을 포함한
소화기관에서 만들어진다. 변비로 인한 숙변은 그 자체도
문제지만 다른 질병을 부른다는 점에서 더 심각하다.
몸의 중심이 막힘으로써 소화불량, 설사, 신장염, 간염, 생리통,
냉증, 물혹 등 각종 질환으로 이어지며 두통, 뇌출혈, 고혈압의
원인이 되기도 한다.

얼굴이 누렇게 뜨고 피부가 거칠어지며 기미, 여드름, 주근깨가 생기는 것도 대부분 변비 때문이다. 장이 차가워지거나 잘못된 자세로 오래 생활하면 장근육이 굳고 숨이 아랫배까지 깊이 내려가지 않는다. 만병의 근원은 배에 있다는 말도 있듯이 오장육부를 튼튼하게 하기 위해서는 항상 복부를 부드럽고 따뜻하게 해줘야 한다. 단전치기는 배를 두드릴 때 발생하는 진동으로 장기에 눌러 붙은 노폐물을 떨어낸다. 각자의 몸 상태에 따라 정도의 차이는 있지만 꾸준히 해주면 손발까지 기혈순환이 원활해지고 정력과 기력이 강화된다. 처음에는 무리하지 말고 가볍게 시작하다가 차츰차츰 강도를 높이면서 횟수를 늘려간다. 또 손바닥으로 시원하게 두드린 뒤에는 가볍게 쓸어주면서 마무리를 해준다.

36 단전치기

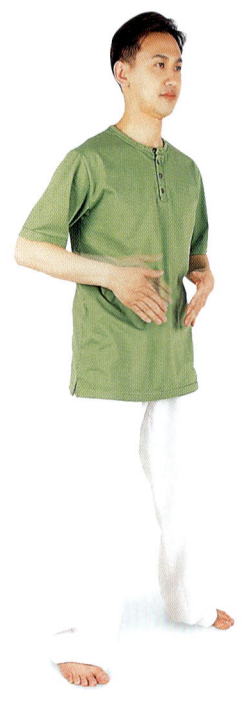

동작

1 다리는 어깨 너비로 벌리고 상체는 장기가 눌리지 않게 곧게 펴준다.
2 어깨와 상체에 힘을 빼고 아랫배에 살짝 힘을 준다.
3 무릎을 살짝 구부리며 양손으로 가볍게 두드린다.
4 배가 북이라고 생각하고 '둥둥둥' 때린다.
5 단전이 단련됨에 따라 두드리는 강도와 횟수를 높여간다.

Tip

손바닥을 살짝 오무린 상태에서 두드린다. 너무 아플 정도로 두드리지 않는다. 무릎으로 살짝살짝 반동을 주며 리듬을 타도 무방하다.

효과

아랫배를 따뜻하게 해주고 온몸에 기운을 돌게 한다. 소화불량, 변비, 설사, 생리통, 냉증, 두통 고혈압, 피부질환, 뇌졸중 예방에 탁월하다. 뱃심과 뒷심이 두둑해진다.

장운동으로 만병의 근원인
숙변을 없애자

장이 굳어 있으면 변비가 생기고 소화도 안 되며 머리가 멍해지기 쉽다. 장운동은 아랫배를 움직여 장의 연동운동을 도와줌으로써 장을 깨끗이 하고 머리를 맑게 해주는 운동이다. 때와 장소에 관계없이 아랫배만 밀고 당기면 되는 아주 간단한 운동이지만 그 효과는 일일이 열거할 수 없을 정도로 많다. 특히 아랫배가 차서 생기는 여성질환에는 장운동만한 것이 없다. 자궁에 물혹이 5개나 생겨 극심한 피로감을 호소하던 38세의 미술강사가 있었다. 아랫배에 힘이 없어서인지 항상 나른해보였고 발을 자주 접지르곤 했다. 과제로 하루에 장운동 1,000번을 꾸준히 하라고 독려했는데 사흘이 지나자 지병이나 다름없던 변비가 사라졌다고 했다. 복부비만에다 장이 굳어서 처음에는 배를 내밀었다 당겼다 하는 것도 힘들어 했다.

그러다가 600번을 넘겼고 또 1,000번을 채웠다. 워낙 몸이 좋지 않은 상태에서 시작해 호전되는 과정에서 가슴이 더 답답해지고 울렁거리는 명현현상이 나타나기도 했다. 그리고 일주일이 지났고 치질이 사라졌다. 뒤이어 자궁의 물혹이 터지면서 분비물이 나오기 시작했는데 3개월이 다된 지금, 병원에서 물혹이 완전히 없어졌다는 검진을 받아왔다. 속이 변하니 겉 모습도 많이 바뀌었다. 이전보다 몸무게가 14킬로그램이나 빠졌고 피부는 더 팽팽해져서 보는 이들마다 장운동의 위력을 실감케 한다. 장운동에 대한 사례는 이것 말고도 무궁무진하다. 몸 속의 냉기를 몰아내는 장운동은 잔병치레가 잦은 사람들에게 특히 유용하다.

37 장운동

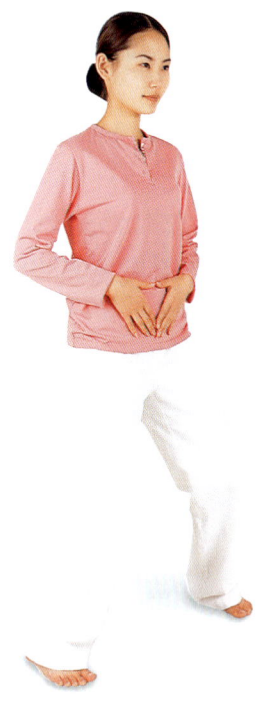
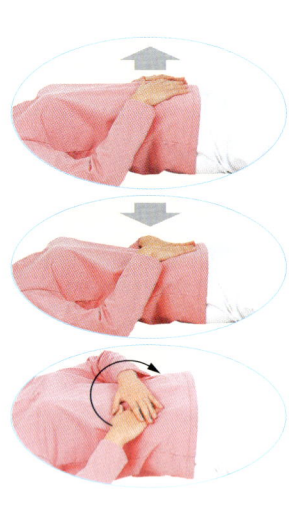

동작

1 양 발을 어깨너비로 벌리고 무릎을 15도 정도 굽혀 양손을 아랫배에 올려놓는다.
2 호흡에 상관없이 자연스럽게 아랫배를 밀고 당기면서 장의 움직임과 느낌에 집중한다.
3 배를 당길 때는 배가 등에 닿는 느낌으로 힘을 빼고 자연스럽게 한다.
4 배를 내밀 때는 아랫배에 복압을 약간 느낄 정도로 밀어 준다. 이때 의식을 아랫배에 집중하면 효과가 좋다.
5 장운동을 하는 도중 복부에 통증이 오면 복부를 시계방향으로 쓸어 주고 다시 시작한다. 시계방향은 독소제거를 돕는 방향으로 변비를 해소하는데 효과적이고 시계 반대방향은 설사처럼 에너지의 흐름을 늦춰줄 때 사용한다.

Tip

장운동을 처음 하는 사람이라면 서서 해주는 것이 좋다. 기운이 뜨지 않고 아랫배에 힘을 주기 쉬운 자세이기 때문이다.

효과

변비, 숙변, 치질 제거. 순환기와 소화기가 좋아진다.

피로가 몰려오면 탁한 기운을 털어내자

성인병의 대부분은 혈관이 막히는 데서 시작한다. 30~40년쯤 된 건물의 수도관과 배수관이 녹이 슬어 제구실을 못하는 것처럼 온몸 구석구석 뻗어 있는 혈관이 탄력을 잃고 내벽에 콜레스테롤이 끼어 혈관이 좁아지면 혈압이 오르고 혈액 흐름에 장애가 일어난다. 혈액순환이 잘 안 되면 손발이 차고 저리며 뒷목이 당기고 어깨가 결릴 뿐만 아니라 기억력이 감퇴하고 만성피로에 시달리게 된다. 온몸털기는 반동과 진동을 이용해 녹슨 곳을 구석구석 털어내고 온몸의 기혈순환을 돕는 운동이다. 세포 하나 하나 모세혈관 하나 하나까지 모두 깨워주는 운동이다. 우리 몸을 전자현미경으로 들여다보면 마치 끊임없이 출렁이는 바다 속처럼 보인다.

피부에 나 있는 털구멍은 바다 속 동굴 같고, 신경섬유 다발은 해류의 흐름을 따라 리듬감 있게 움직이는 해초처럼 보인다. 그러나 더 확대해서 들여다보면 90% 이상이 텅 빈 공간이다. 이 공간은 아무것도 없는 무의 공간이 아니라 파도치는 생명의 리듬, 진동으로 가득 차 있는 것을 알 수 있다. 온몸털기를 할 때는 전신에 힘을 빼고 어깨도 들썩들썩, 무릎도 들썩들썩 흔들어준다. 자연히 무게중심이 아랫배로 내려가고 누가 뒤에서 밀어도 넘어지지 않을 정도로 다리에 힘이 생긴다. 또 단순하면서도 반복적인 리듬은 끝없이 돌아가는 우리의 뇌를 쉬게 해준다. 마치 쌀자루를 좌우로 흔들면 쌀이 자루 아랫 부분으로 모이듯이 머리 속의 복잡한 생각들도 단전으로 가라앉는다.

38 온몸털기

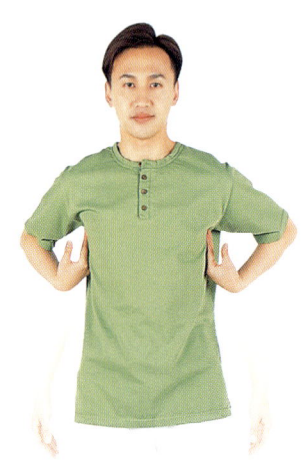

동작
1 다리를 어깨 너비로 벌린 다음 무릎을 살짝 굽힌다.
2 상체를 바로 세우고 손을 겨드랑이 밑으로 가져간다.
3 손을 위에서 아래로 툭툭 털어준다. 10회 반복한다.
4 가볍게 물방울을 튕기듯 손끝을 털어준다.
5 허리를 왼쪽으로 틀어 10회 반복하고 오른쪽으로도 반복한다.

Tip
관절이 상할 염려가 있으므로 팔꿈치를 쫙 펴지 않도록 주의한다.
무릎 반동을 주며 리듬을 타고 털어준다.

효과
온몸 전체 관절을 다 풀어준다.

머리 아프고 잠 못 이루는 밤에 발끝을 부딪치자

우리 몸의 중심은 아랫배 단전이다. 단전이 튼튼하고 건강하면 한두 번 실패하더라도 오뚜기처럼 다시 일어날 수 있다. 다시 일할 수 있는 힘이 있기 때문이다. 하지만 현대인들 대부분은 단전도 약하고 하체도 부실하다. 쉬 피로를 느끼고 갑작스러운 충격으로 쓰러지는 것도 모두 이 때문이다. 육체적 정신적 긴장이 심할 때는 신체의 위쪽으로 기운이 몰린다. 특히 어깨와 목, 머리로 피가 몰리면 아랫배가 차가워지고 다리에 힘이 빠져 흥분하거나 무기력한 상태가 된다. 신장의 찬 기운은 머리로 올라가지 못하고, 심장의 뜨거운 기운은 머리로 몰려 내려갈 줄 모르는 상황이 벌어지는 것이다.

머리를 많이 쓰는 직장인과 학생은 상기된 기운을 아래로 내리는
하체단련을 지속적으로 해줄 필요가 있다. 발끝 부딪치기처럼
다리 전체를 움직여주는 운동도 좋다. 머리쪽에 몰려 있던 기운이
발쪽으로 이동하면서 머리가 맑아지고 손발이 따뜻해지면서 힘이
생긴다. 좀더 숙달되면 경락을 타고 기운이 아래로 흐르는 것을
느낄 수 있다. 발끝을 두드리면 말초에 있는 모세혈관이
확장되면서 전신의 기혈순환이 활발해지고 몸이 편안하게
이완되어 숙면에도 도움이 된다.

39 발끝 부딪치기

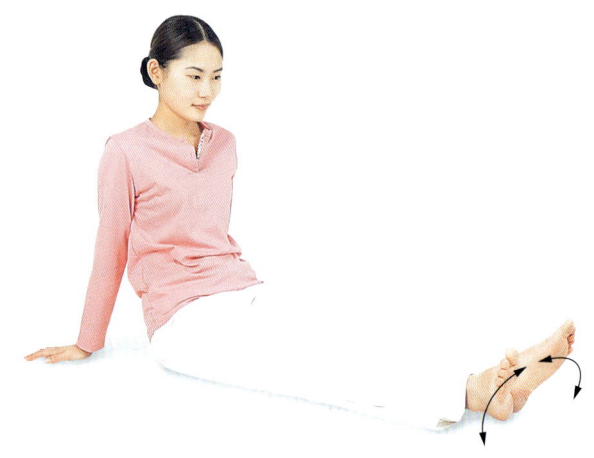

동작

1 앉은 자세에서 다리를 쭉 펴고 손은 편안하게 뒤로 짚어준다.
2 발뒤꿈치를 띄우지 말고 발끝을 '탁탁탁' 빠르게 부딪친다.
3 같은 방법으로 누워서도 해 준다.

Tip
의식을 단전에 두면 아랫배가 빨리 따뜻해진다.

효과
무릎의 냉기를 뽑아주고 고관절과 골반의 통증을 완화시켜 준다. 잠자기 전에 해주면 숙면효과가 있으며 불면증에 특히 좋다.

등근육을 풀어주면 젊어진다

상체가 잘 숙여지는 사람은 내장의 기능이 원활하고 등이 굳지 않은 사람들이다. 등이 딱딱하게 굳는 것은 기가 허하거나 지나친 노동으로 근육을 혹사하는 사람들에게서 흔히 볼 수 있는 현상이다. 이때는 방광경을 자극하는 운동을 해주는 것이 좋다. 방광경은 우리 몸의 뒤쪽, 즉 이마 위의 머리에서 시작하여 정수리를 지나 등으로 내려가서 다리 뒤쪽을 타고 발끝까지 연결된 경락이다(174페이지 참조). 방광경은 단순히 방광에만 연결된 것이 아니라 우리 몸의 배설과 노화에 관계가 깊은 경락이다. 이 부분이 굳으면 몸 뒤쪽 부분에 쌓인 노폐물이 세포 안에 쌓이기만 하고 배출되지 않는다.

이 노폐물이 쌓이면 혈액순환이 나빠지고 어혈이 생기며 몸이
딱딱하게 굳어져 노화를 촉진시킨다. 나이가 들어서도 젊음을
유지하고 싶다면 늘이고 당기는 장근술長筋術을 꾸준히 해주는
것이 좋다. 등과 다리 뒤쪽의 근육을 늘여주는 장근술을 해주면
방광기능이 좋아져 몸이 붓거나 비만인 사람들에게도
효과적이다. 또한 다리와 발에 있는 관절들과 발바닥의
기혈순환이 원활해져 뼈가 교정되고 관절이 제자리를 찾아가도록
도와준다.

40 장근술

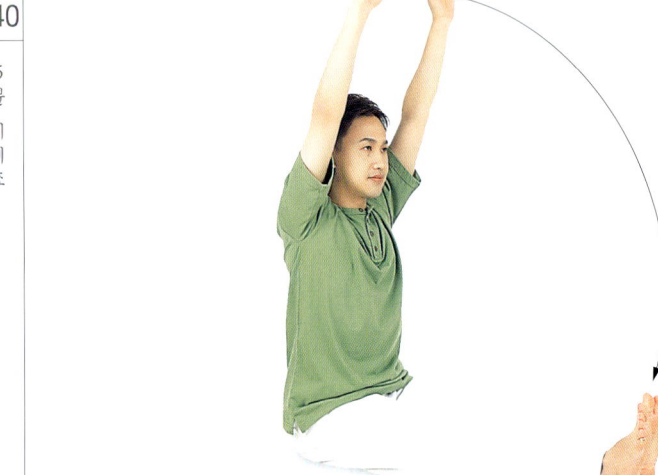

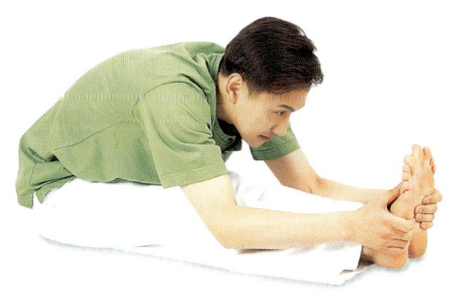

동작
1. 앉은 자세에서 발끝을 붙이고 다리를 쭉 편다.
2. 숨을 들이마시고 상체를 깊이 숙인다.
3. 발끝을 잡고 지그시 당긴다.
4. 내쉬면서 원위치한다.

Tip
무리해서 굽히지 말고 지그시 눌러준다.
반복할수록 잘 숙여진다.

효과
방광경락을 자극해서 신장을 강화시켜 준다.
허리근육과 다리를 강화시켜 주고 전신 피로를 풀어준다.

가슴이 시원해지는 활쏘기로
감기를 예방한다

가장 흔한 병인 감기는 아직 특효약이 없다. 서양의학의 입장에서 감기는 바이러스가 침투해 생긴 병으로 감기에 걸리면 충분한 휴식을 취하고, 균형 있는 식사를 하고, 마음을 편안히 안정시키고, 실내온도와 습도를 잘 맞춰주고, 몸을 깨끗하게 하며, 수분을 충분히 공급하라는 정도의 대증요법이 있을 뿐이다. 또 한의학에서는 감기를 외부의 차갑고 습한 기운이 몸에 스며든 것으로 보고 몸 안의 냉기를 빼주도록 한다. 그러나 제일 좋은 방법은 몸의 면역 기능을 향상시켜 감기에 걸리지 않는 튼튼한 몸을 만드는 것이다. 최근에는 중국과 몽골에서 날아오는 황사까지 겹쳐 호흡기 질환이 현대인의 건강을 위협하고 있다.

황사 때 마시는 흙먼지의 농도는 평소의 4~5배에 이르는 데다 사람의 폐 속으로 바로 들어가기 때문에 정상적인 사람도 호흡이 곤란해지고 목이 따끔거린다. 특히 기관지가 약한 천식환자나 폐결핵 환자가 황사에 노출되면 호흡이 가빠지는 등 위험한 상태에 빠질 수 있으므로 평소 간단한 기체조를 익혀 기혈순환을 활성화화고 폐를 강화해주도록 하자. 감기 그 자체는 큰 병이 아니지만 장시간 지속될 경우 폐렴, 폐결핵, 심장병과 같은 중증으로 변할 수 있기 때문에 주의해야 한다.

41 활쏘기

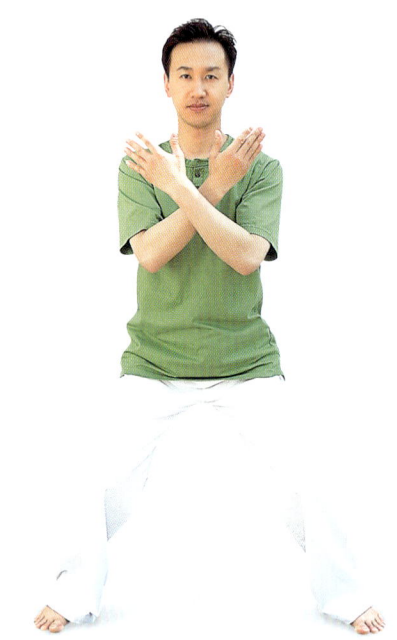

동작
1. 다리를 어깨너비로 벌리고 양손을 가슴 앞에 교차한다.
2. 활시위를 당기듯이 오른팔은 오른쪽으로 쭉 뻗어주고 왼손은 활시위를 당겨준다.
3. 몸은 정면으로 향하고 시선은 오른쪽 손등을 바라본다.
4. 몸에 팽팽한 긴장을 유지하다가 활을 쏘고 난 것처럼 긴장을 풀면서 원위치한다.
5. 반대쪽으로 해준다.

Tip
활쏘기 동작을 상상하면서 동작을 취한다.

효과
가슴이 시원해지고 폐를 강화한다. 기침, 감기 예방에 좋다.

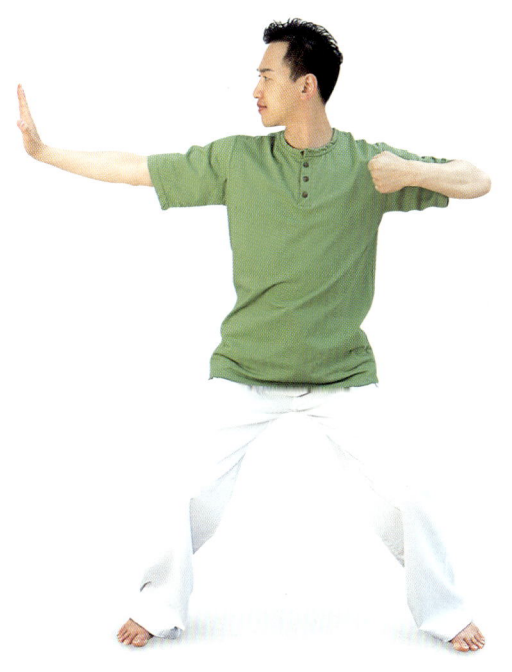

집안에서 자주 하면 좋은 증상별 기체조

42 전신 두드리기

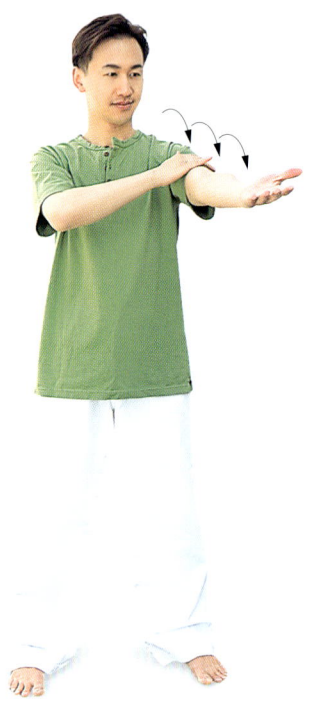

동작

1 손바닥이 위로 오도록 하여 왼손을 쭉 뻗어준다.
2 오른손으로 어깨에서부터 손바닥까지 내려오면서 두드려준다.
3 손바닥을 아래로 하고 손등에서 어깨까지 올라가면서 두드린다.
4 팔을 바꾸고 같은 요령으로 반복한다.
5 가슴, 배, 양쪽 옆구리, 등뒤 신장과 허리부위를 두드려준다.
6 엉덩이에서 다리 뒤쪽, 발등을 지나 앞쪽으로 올라오면서 단전까지 두드린다.
7 두드리고 싶은 부위를 손 가는 대로 두드려주고 전신을 쓸어주며 마무리한다.

Tip

너무 아프게 두드리지 말고 손바닥을 약간 오므린다. 손을 따라 시선도 따라간다.
장기 기능이 아주 안 좋은 곳은 살살 두드린다. 특히 위장병은 손을 뜨겁게 비벼 쓸어주는 것이 효과적이다.

효과

전신 두드리기는 온몸을 두드려서 막힌 곳을 풀고 정체된 기운과 혈액을 원활하게 유통시켜준다. 두드려서 신경세포를 강화하고 막힌 혈을 열어주기 때문에 병증이나 연령에 관계없이 몸의 상태를 호전시킬 수 있다.

천지 밀기로 담대한 마음을 기르자

사무를 보거나 정신 노동을 주로 하는 사람들은 신장이 약해지기 쉽다. 육체적인 활동이 적으면 기운이 여기저기서 막히고 근육이 무력해질 수 있다. 이런 사람들은 근육을 적당히 단련해주는 것이 좋다. 작업상의 과로로 신장에 이상이 생기면 복부가 불러오고, 정강이가 붓고, 몸이 무거우며, 잠을 잘 때 식은땀을 많이 흘린다. 또 잘 때는 엎드려서 자는 경우가 많다. 아침에 자고 일어나면 몸이 붓고 허리가 아픈 것도 신장이 약하기 때문이다. 신장이 좋지 않은 사람은 척추뼈를 타고 머리로 올라가는 독맥과 가슴의 정중선을 타고 단전으로 내려가는 임맥이 막혀있을 뿐만 아니라 방광경의 경락도 막혀 있다(임맥 172, 독맥 173페이지 참조).

이 때는 전신에 기가 잘 흐르는 운동을 해주는 것이 좋다. 기혈순환운동은 인체의 형성 원리에 따라 기운이 막힌 곳을 풀어주고, 약한 곳을 북돋워주고, 균형이 안 잡힌 곳에 균형을 바로잡아준다. 일에 지치고 스트레스를 받으면 기운의 흐름이 막혀 몸을 가눌 힘도 없고 심한 피로감을 느껴 소극적으로 변하기 쉽다. 이럴 때는 오장육부를 조화롭게 해주고 마음을 담대하게 키워주는 천지 밀기를 해보자. 상체와 하체를 함께 단련해 몸과 마음의 치우침을 바로 잡아준다.

43 천지 밀기

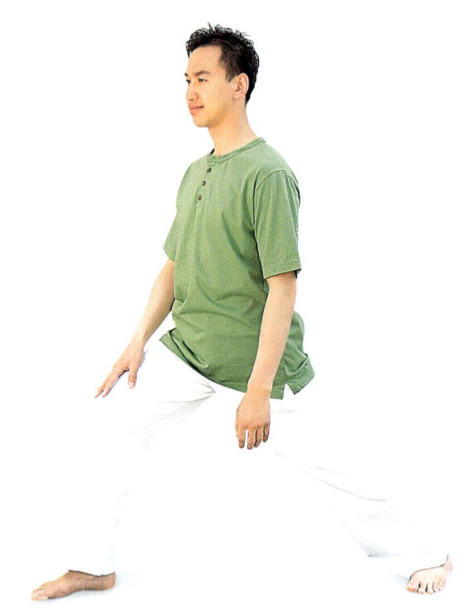

동작
1. 오른다리는 무릎을 굽히고 왼다리는 뒤쪽으로 쭉 펴준다.
2. 숨을 들이마시고 오른손을 머리위로 하늘을 밀어주고 왼손은 땅을 밀어준다.
3. 손목은 직각으로 꺾어주고 시선은 오른손 손등을 바라본다.
4. 숨을 내쉬면서 원위치하고 몸을 틀어 반대쪽으로 반복한다. 3회 반복한다.

Tip
하늘과 땅의 기운을 느끼면서 동작을 취한다.

효과
소심한 사람이 담대해진다. 오장육부를 조화롭게 강화한다. 허벅지가 당기면서 신장이 자극된다. 척추를 바로 세워준다.

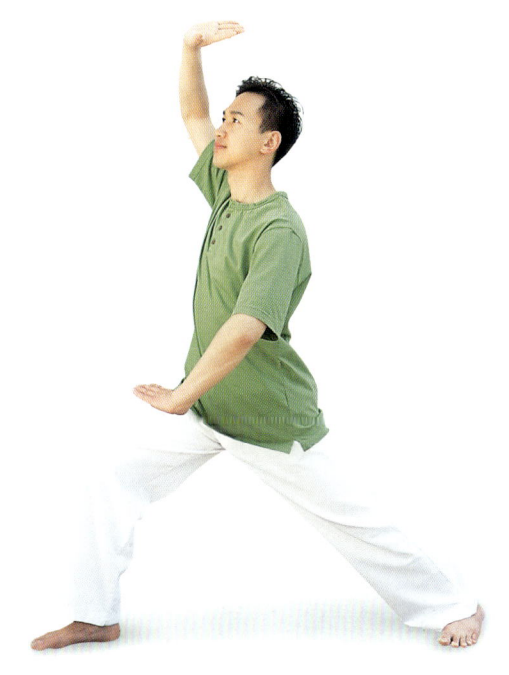

151

집안에서 자주 하면 좋은 증상별 기체조

상체 일으키기

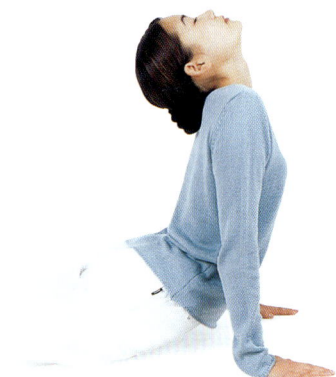

동작
1 양손으로 바닥을 짚고 엎드린다.
2 숨을 들이마시고 천천히 상체를 일으켜 머리를 뒤로 젖혀준다.
3 잠시 멈추고 늘어난 상체를 느껴본다.
4 숨을 내쉬면서 원위치하고 5회 반복한다.
5 상체를 일으키면서 발등까지 들어주면 훨씬 더 효과적이다.

Tip
고개를 너무 뒤로 젖히지 않도록 한다. 혈압이 높은 사람은 시선을 정면으로 응시한다.

효과
위장경락이 자극되어 소화기 계통이 튼튼해지고 등이 예뻐진다.

45 무릎틀어 허리비틀기

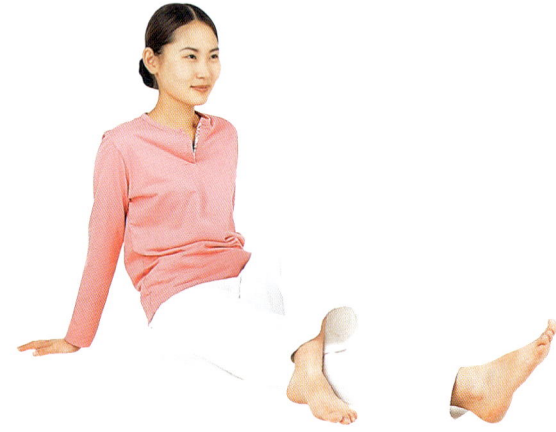

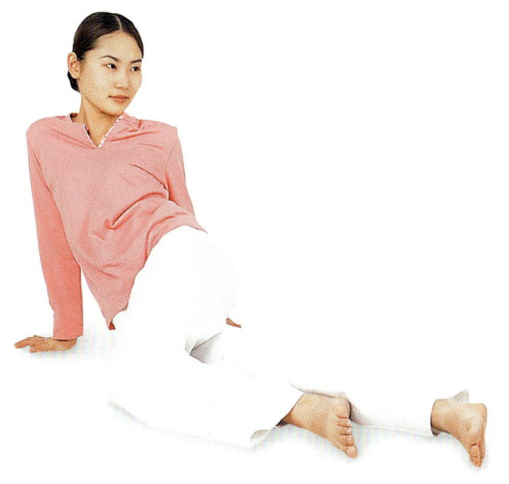

동작
1 등 뒤로 손을 짚고 왼쪽 무릎을 들어 오른쪽 다리 바깥쪽으로 넘긴다.
2 숨을 들이마시면서 무릎이 바닥에 닿도록 오른쪽으로 틀어준다.
3 허리를 자연스럽게 틀어주고 시선은 반대쪽으로 돌려준다.
4 숨을 내쉬면서 천천히 원위치한다.

효과
허리 군살이 빠진다. 척추를 바로잡아주고 특히 요추와 골반을 자극해서 체형을 교정한다.

허리에서 다리까지 통증이 사라진다

좌골신경통은 허리에서부터 다리에 걸쳐 뻗치는 심한 통증을 말한다. 앉아서 사무를 보는 사무직 직장인이나 학생, 운전기사들에게 많다. 좌골신경은 우리 몸 안에서 제일 큰 말초신경으로 허리에서부터 발까지 길게 뻗어 있다. 몸 표면에 가까이 있으며 그 가지도 많이 퍼져 있어서 압박을 받기 쉽다. 좌골신경통의 원인은 추간판이 바깥쪽으로 튀어나와 좌골신경을 자극하는 디스크에 의한 것과 좌골신경 자체가 자극되어 생기는 경우, 신장이 허약해서 허리통증이 심해진 경우, 오랜 의자생활이나 몸이 비대해져서 장딴지가 당기며 통증이 생기는 경우가 있다.

통증이 심한 경우 환자는 통증이 없는 쪽 다리에 체중을 실어 통증을 줄이려고 하는데, 이때 몸의 자세가 한쪽으로 기울어져 외관상으로도 어느 쪽이 아픈지 뚜렷이 알 수 있다. 다리를 움직이거나 기침을 할 때, 용변을 보면서 힘을 줄 때도 통증이 생기거나 악화되기 때문에 일상생활에 큰 불편을 느낀다.
좌골신경통이 있는 사람은 항상 하체를 따뜻하게 해주고 틈나는 대로 허리 근육과 다리 근육을 단련시켜준다.

46 옆구리숙여 발바닥치기

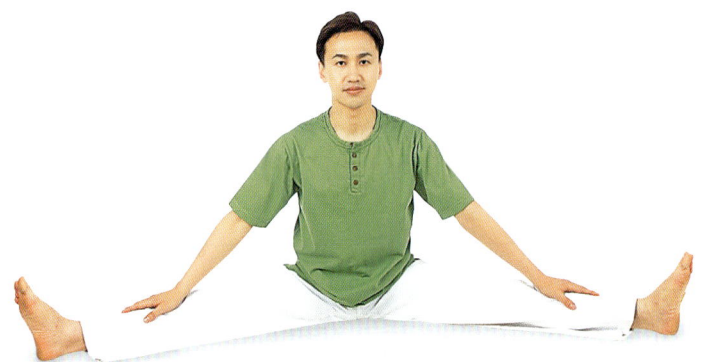

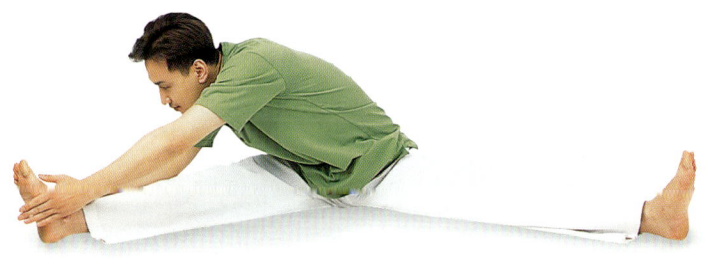

동작
1. 앉아서 다리를 넓게 벌린다.
2. 양 손바닥으로 반대쪽 발바닥을 교대로 강하게 쳐준다.
3. 20회 반복한다.
4. 옆구리 숙이며 오른손으로 오른발등을 잡고 왼손으로 발바닥을 쳐준다.
5. 반대쪽으로도 해주고 좌우 2회 반복한다.

Tip
다리를 무리하게 벌리지 않는다.

효과
허리근육이 강화되고 발바닥 용천을 자극해 정력이 좋아진다.

건강습관 만들기 3
누구나, 언제 어디서나 짬짬이!

생활 속에서 몸을 움직일 때도 호흡과 동작을 의식적으로 병행하는 연습을 해보자. 걸을 때도 한 걸음 한 걸음마다 숨을 들이마시고 내쉬고, 밥을 먹을 때도 수저의 움직임에 따라 호흡의 리듬을 살려보자. 또 틈틈이 손을 하단전에 모아 의식이 하단전에서 떠나지 않도록 해주자. 이런 동작을 생활화하면 열기가 머리 위로 올라가지 않아서 두뇌를 좀더 효율적으로 쓸 수 있다.

밥을 먹을 때도 입이 아니라 단전으로 먹는다고 생각하고 천천히 맛을 음미하면서 먹자. 씹고 맛을 느끼는 것에 의식을 집중하다 보면 심신과 호흡이 따로 흩어지지 않는다. 집중을 할 때 기가 모이고, 관심을 기울일 때 기가 증폭된다. 우리는 관심과 집중의 훈련을 통해서 기운을 느낄 수 있고 모을 수 있고 보낼 수 있다. 그리고 이 훈련을 통해서 자기를 컨트롤할 수 있는 힘을 키울 수 있다.

찜질방에서 허리를 비틀어라

47 허리 비틀기

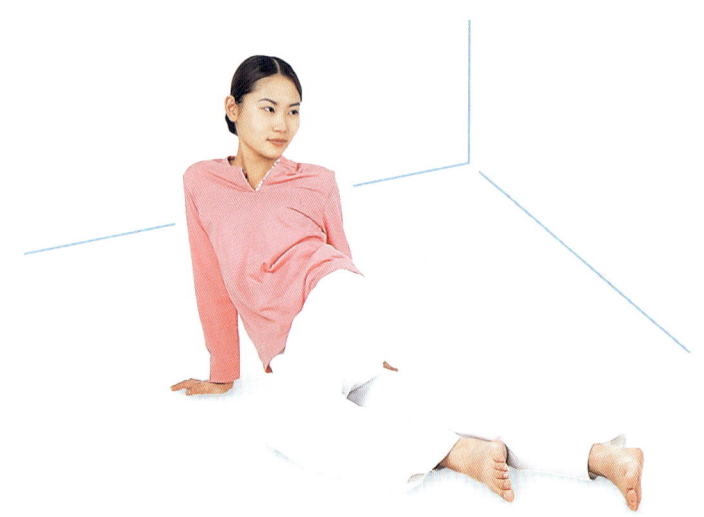

동작
1. 등 뒤로 손을 짚고 왼쪽 무릎을 들어 오른쪽 다리 바깥쪽으로 넘긴다.
2. 숨을 들이마시면서 무릎이 바닥에 닿도록 오른쪽으로 틀어준다.
3. 허리를 자연스럽게 틀어주고 시선은 반대쪽으로 돌려준다.
4. 숨을 내쉬면서 천천히 원위치한다.

효과
허리 군살이 빠진다. 척추를 바로 잡아주고 특히 요추와 골반을 자극해서 체형을 교정한다.

머리 감으면서 톡톡톡~

48 두피 마사지

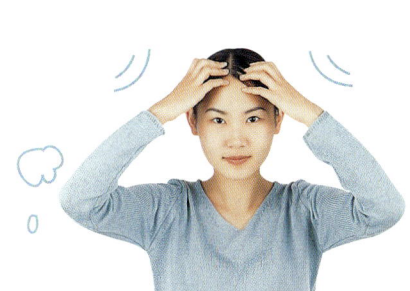

동작
1 손가락을 세워 이마에서 뒤통수까지 머리를 쓸어 넘긴다. 36회 반복한다.
2 열 손가락으로 앞머리, 뒷머리, 옆머리로 나눠서 머리 전체를 골고루 두드려준다.

Tip
손톱으로 아프게 두드리지 말고 손가락 끝으로 두드려야 한다.

효과
머리에 혈이 열리면서 기가 잘 돌고, 탁한 기운이 빠져나가면서 머리가 시원해지고 맑아진다.

텔레비전 앞에서 골반을 교정하라

49 무릎밀기

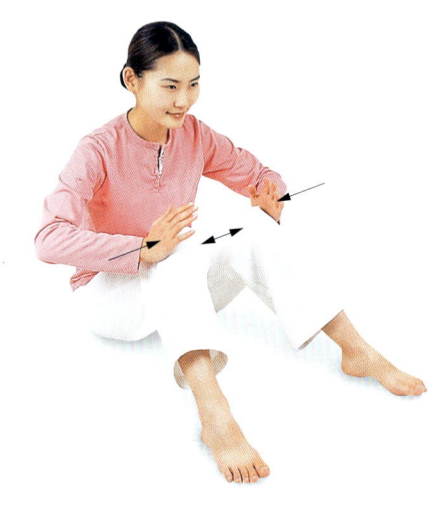

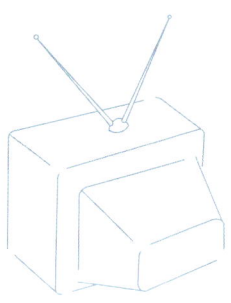

동작
1 앉은 자세에서 양 무릎을 세운다.
2 무릎 바깥에 손바닥을 댄다.
3 아랫배 힘을 주고 양손으로 무릎 바깥을 안쪽으로 힘껏 밀어준다.
4 양손은 안쪽으로 밀어주고 양 무릎은 바깥으로 힘을 줘서 30초 정도 버텨준다.
5 무릎이 떨릴 정도로 힘의 균형을 유지한다.

효과
고관절이 풀리고 하체에 기혈순환이 좋아진다.

50 허리 비틀기

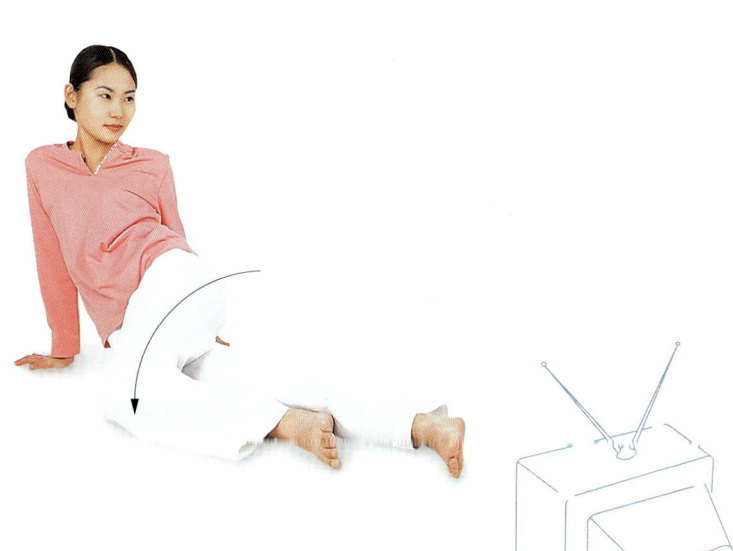

동작
1. 등 뒤로 손을 짚고 왼쪽 무릎을 들어 오른쪽 다리 바깥쪽으로 넘긴다.
2. 숨을 들이마시면서 무릎이 바닥에 닿도록 오른쪽으로 틀어준다.
3. 허리를 자연스럽게 틀어주고 시선은 반대쪽으로 돌려준다. 숨을 내쉬면서 천천히 원위치한다.

효과
허리 군살이 빠진다. 척추를 바로잡아주고 특히 요추와 골반을 자극해서 체형을 교정한다.

지하철이나 버스 안에서 항문을 조여라

51 장운동 · 항문조이기

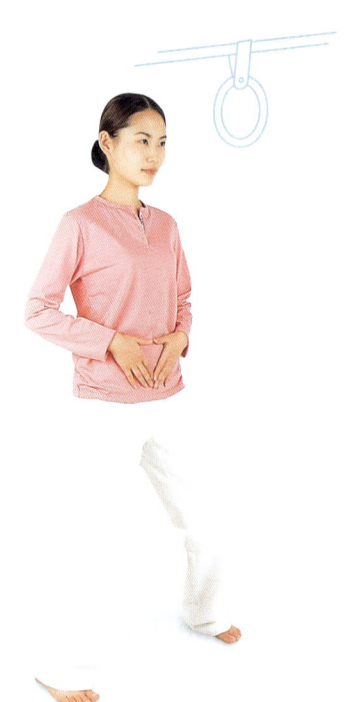

동작
1. 앉은 자세와 서서하는 자세에 구애 받지 않는다.
2. 아랫배에 압력을 약간 느낄 정도로 내밀어준다.
3. 배가 등에 닿는 기분으로 안쪽으로 당겨준다.
4. 호흡은 편안하고 자연스럽게 한다.
5. 동작이 끝나면 시계방향으로 부드럽게 배를 쓸어준다.
6. 장운동이 끝나면 호흡과 상관없이 괄약근에 힘을 주었다가 빼는 항문조이기를 해준다.

효과
아랫배가 따뜻해지고 머리가 맑아진다(장운동).
요실금에 탁월하다(항문조이기).

오래 서 있을 때는 무릎을 굽혀라

52 단전에 기 모으기

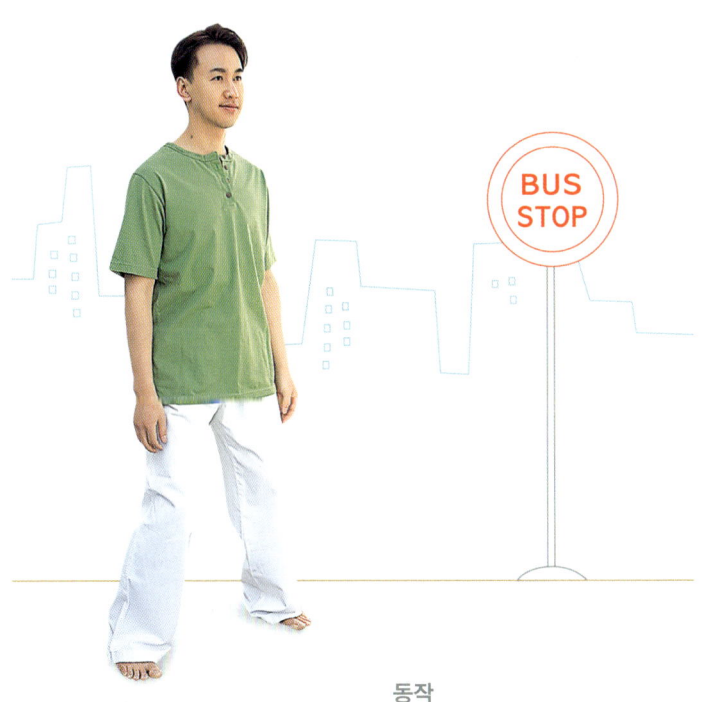

동작
1 다리를 어깨너비로 벌리고 무릎을 살짝 굽힌다.
2 엉덩이 꼬리뼈를 안으로 만다는 기분으로 엉덩이를 당겨준다.

효과
단전으로 기가 모여서 오래 서 있어도 지치지 않으며 몸에 중심이 잡힌다.

공원이나 산에서 막힌 가슴을 뚫어라

53 깍지 낀 손으로 가슴 두드리기

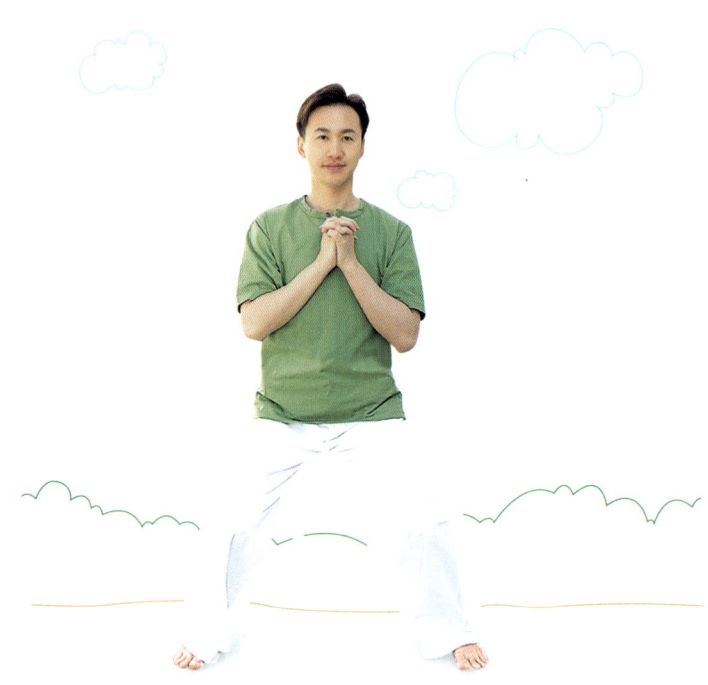

동작
1. 깍지 낀 양 엄지손가락으로 가슴과 명치 주위를 가볍게 '톡톡' 두드린다.
2. 가슴을 두드리며 나지막하게 '아~' 소리를 낸다.
3. 두드린 뒤에는 가슴을 손바닥으로 쓸어준다.

Tip
너무 세게 두드리지 않는다. 손바닥이나 주먹으로 가볍게 두드려도 무방하다.

효과
가슴이 시원해지고 마음이 편안해지며 화병을 예방한다.

54 임맥任脈 풀기

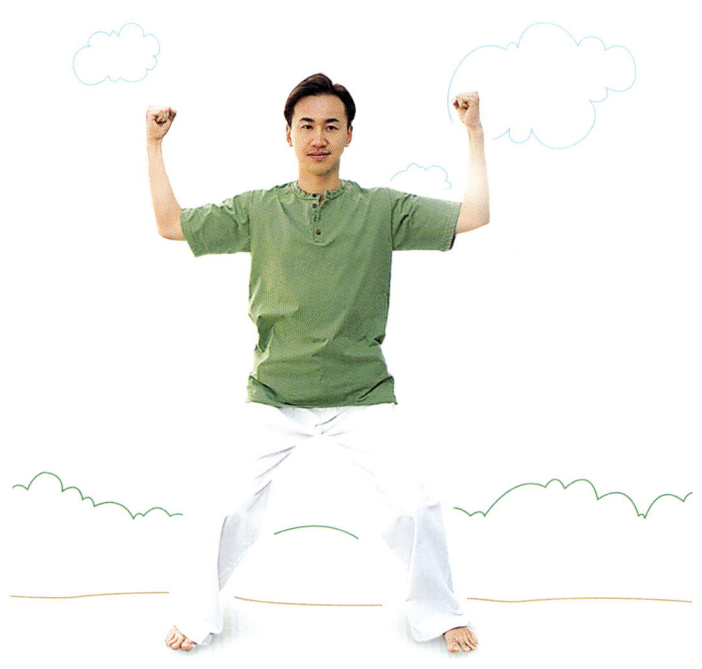

동작
1. 주먹을 살짝 쥐고 팔을 山 자가 되도록 만든다.
2. 팔꿈치가 어깨 밑으로 내려오지 않도록 주의한다.
3. 시선은 정면을 바라보고 하체를 고정시킨 채 좌우로 비틀어준다.
4. 50회 반복하고 횟수를 늘려간다.

Tip
시선을 정면에 고정시켜 상체만 돌려준다. 허리가 좋지 않으면 무리하게 틀지 않는다.

효과
가슴이 시원해지고 굳은 어깨와 등이 같이 풀어진다.

55 족삼리 두드리기

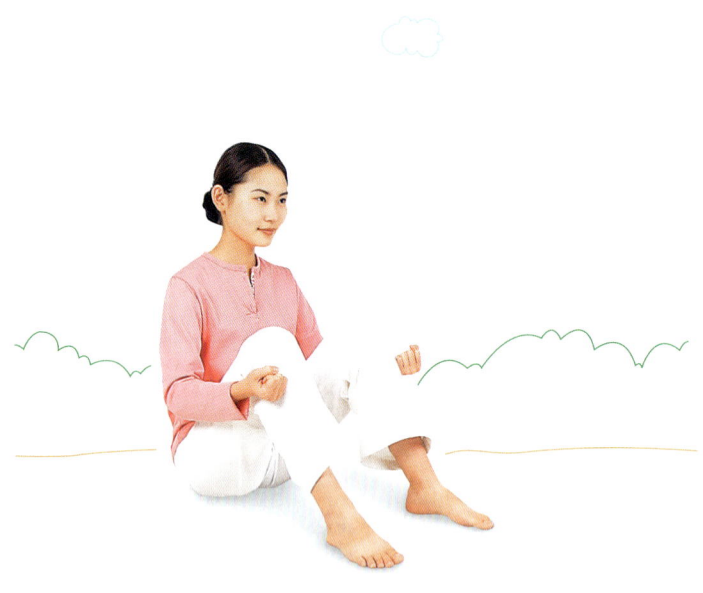

동작
1 앉은 자세에서 무릎을 세운다.
2 주먹을 가볍게 쥐고 양 다리의 족삼리혈(무릎 바깥쪽 아래 6cm 부분) 부위를 100회 정도 두드려준다.

효과
자주 자극을 주면 다리도 시원해지고 소화기계통이 좋아진다.

56 무릎 돌리기

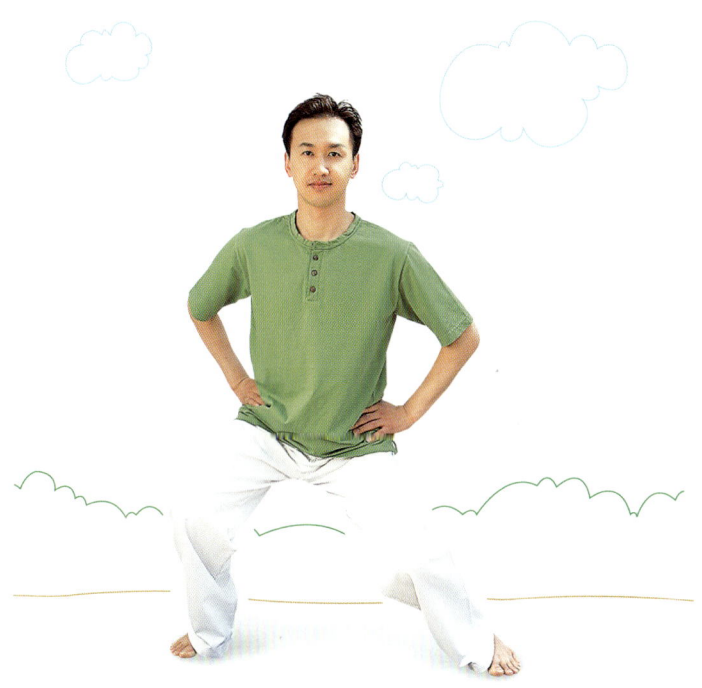

동작
1. 11자로 선 자세에서 무릎을 직각으로 굽혀 앉는다.
2. 척추는 바로 세우고 손은 허리에 대고 양 무릎이 평행하게 왼쪽으로 돌려준다.
3. 3바퀴 돌리고 반대쪽으로 돌려준다.
4. 동작이 끝나고 손바닥으로 무릎을 쓸어준다.

효과
슬관절을 자극시켜 무릎이 강화되고 허벅지가 단련된다.

부록 본문 속의 주요 경락

임 맥 任脈　몸의 앞쪽 정 중앙에 흐른다.

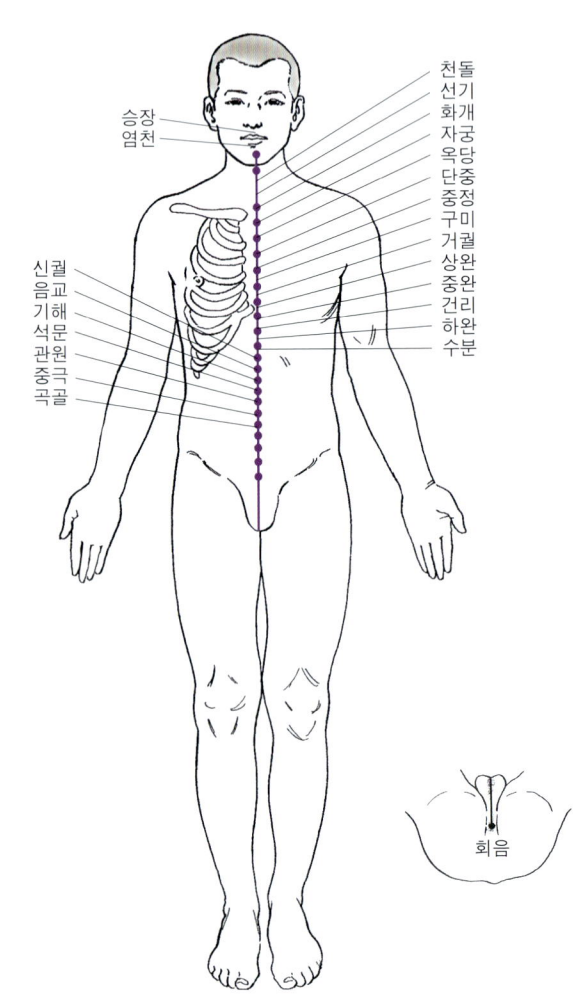

독맥 督脈 몸의 뒤쪽 정 중앙에 흐른다.

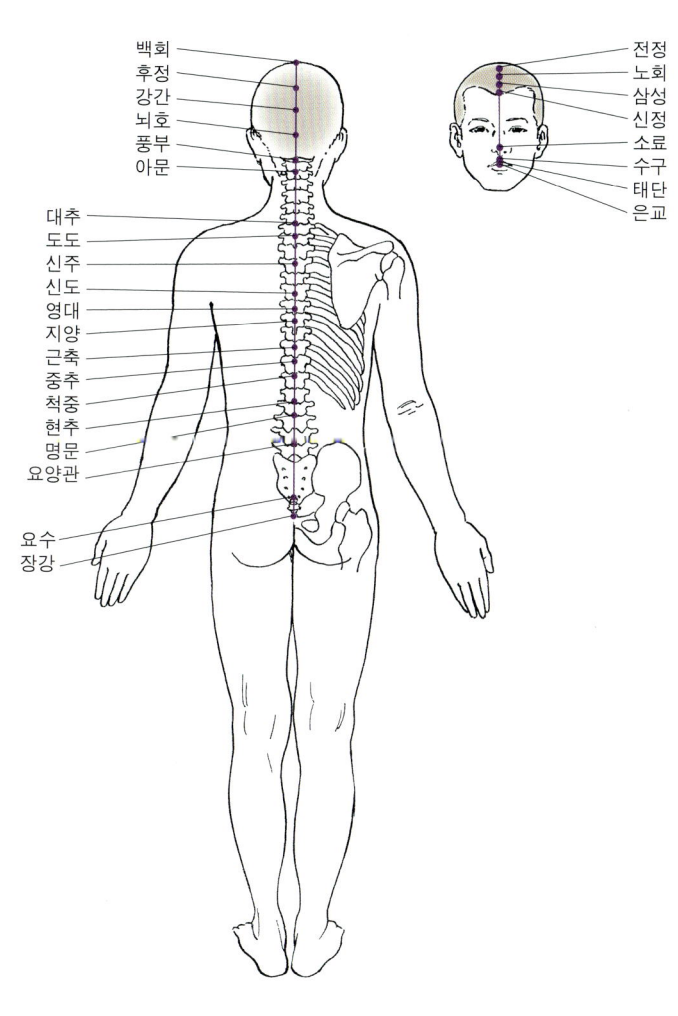

족태양방광경 足太陽膀胱經   발로 흐르면서 몸의 양의 부위에 뻗어 있고 방광과 연결된다.

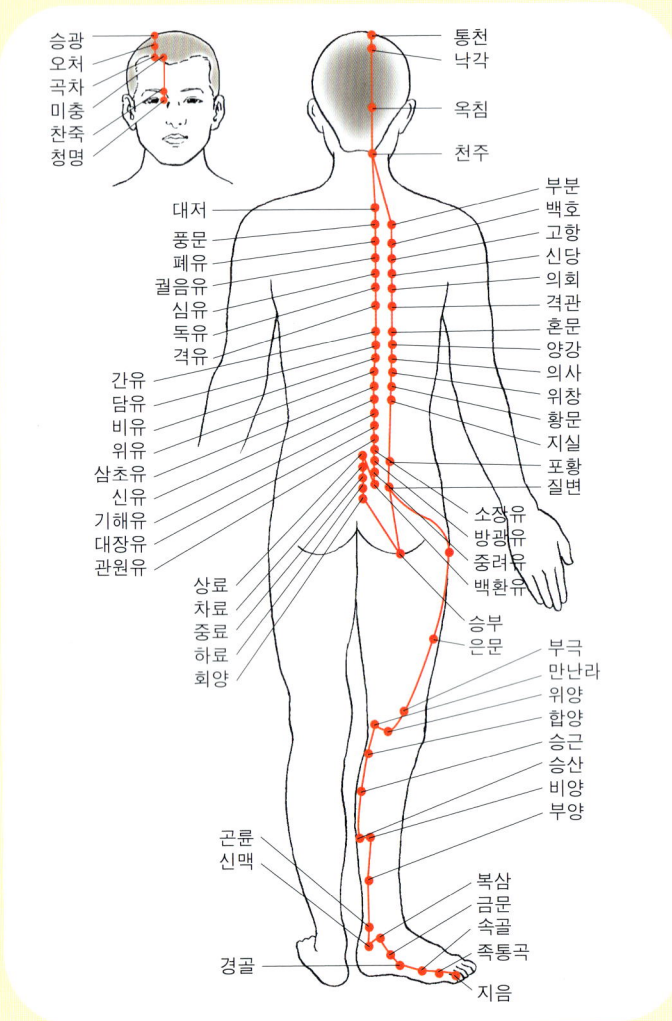

5분 기체조

초판 1쇄 발행 2004(단기4337)년 4월 16일
초판 11쇄 발행 2019(단기4352)년 6월 27일

지은이 · 일지 이승헌
펴낸이 · 심정숙
펴낸곳 · (주)한문화멀티미디어
등 록 · 1990. 11. 28. 제 21-209호
주 소 · 서울시 강남구 봉은사로 317 논현빌딩 6층 (06103)
전 화 · 영업부 2016-3500 편집부 2016-3507
http://www.hanmunhwa.com

편집 · 이미향 강정화 최연실 진정근 | 디자인 제작 · 이정희 목수정
경영 · 강윤정 권은주 | 홍보 · 조애리 | 영업 · 윤정호 조동희 | 물류 · 박경수

만든 사람들
책임편집 · 이미향 | 교정 · 김지숙 | 디자인 · 이정희 이은경
사진 · 김명순 김경아 | 모델 · 유성민 장희연

ⓒ이승헌, 2003.
ISBN 978-89-5699-175-7 13690

잘못된 책은 본사나 서점에서 바꾸어드립니다.
저자와의 협의에 따라 인지를 생략합니다.
본사의 허락 없이 임의로 내용의 일부를 인용하거나 전재, 복사하는 행위를 금합니다.